Olivier Bourdeaut
Warten auf Bojangles

PIPER

Zu diesem Buch

Sie tanzen zu *Mr. Bojangles,* sie mixen sich Cocktails, gemeinsam mit ihrem Sohn reisen sie in ihr Schloss nach Spanien. Sie ist charmant und charismatisch, nimmt alle für sich ein mit ihrer extravaganten Art. Georges liebt sie hingebungsvoll, die beiden feiern das Leben, wann immer es geht, denn sie kennen auch seine dunklen Momente: Georges' schillernde Frau ist manisch-depressiv. Als diese bittere Wahrheit ihr Paradies zu zerstören droht, entführen Vater und Sohn die Frau, die sie lieben, kurzerhand aus der Psychiatrie. In einem englischen Oldtimer nehmen sie Kurs auf Spanien, in der Hoffnung, dort so weiterleben zu können wie bisher. – *Warten auf Bojangles* ist eine originelle und literarische Liebesgeschichte aus Frankreich, traurig und schön zugleich, leichtfüßig erzählt und mit Tiefgang.

Olivier Bourdeaut, geboren 1980 in Nantes, verdingte sich als Helfer bei der Fleur-de-Sel-Ernte, Verlags-Hausmeister und Immobilienmakler. Nach dem letzten Jobverlust schrieb er sein Debüt *Warten auf Bojangles,* das der Erfolg des Literaturjahres wurde: Es führte in Frankreich monatelang die Bestsellerlisten an, gewann zahlreiche Preise, u. a. den Grand Prix RTL/Lire, und wurde in mehr als 30 Länder verkauft.

Olivier Bourdeaut

WARTEN AUF Bojangles

Roman

Übersetzung aus dem Französischen
von Norma Cassau

PIPER

Mehr über unsere Autoren und Bücher:
www.piper.de

MIX
Papier aus verantwortungsvollen Quellen
FSC® C083411
FSC
www.fsc.org

Ungekürzte Taschenbuchausgabe
ISBN 978-3-492-31326-1
1. Auflage Juli 2018
2. Auflage September 2018

Titel der französischen Originalausgabe:
En attendant Bojangles, Éditions Finitude, Bordeaux 2015

Umschlaggestaltung: Cornelia Niere, München
nach einem Entwurf von studiostoks
Umschlagabbildung: shutterstock
Satz: psb, Berlin
Gesetzt aus der Compatil Text
Druck und Bindung: CPI books GmbH, Leck
Printed in the EU

»Manche Leute werden niemals verrückt. Was für ein wirklich schreckliches Leben müssen die leben.«

Charles Bukowski

Suzon Victor für ihre kostbare Zuneigung und ihren unerschütterlichen Glauben an mich

Thomas Tournemine für seine Hilfe, seine konstruktiven Spötteleien und erhellenden Ratschläge, oder umgekehrt

Das ist meine wahre Geschichte, richtig herum und falsch herum gelogen, weil das Leben häufig so ist.

1

Vor meiner Geburt, hatte mir mein Vater erzählt, sei er mit einer Harpune auf Fliegenjagd gegangen. Er hatte mir die Harpune gezeigt und eine erlegte Fliege.

»Jetzt mache ich etwas anderes, es war zu anstrengend und sehr schlecht bezahlt«, hatte er hinzugesetzt und seine Arbeitsutensilien in einer Lackschatulle verstaut. »Jetzt eröffne ich Autowerkstätten, das ist viel Arbeit, aber sehr gut bezahlt.«

Am ersten Schultag nach den Ferien, wenn sich alle in den ersten Stunden vorstellen, erzählte ich nicht ohne Stolz von Vaters Berufen, aber ich wurde nur freundlich verspottet und reichlich getadelt.

»Die Wahrheit taugt nichts, dabei war sie diesmal sogar lustiger als jede Lüge«, jammerte ich.

In Wirklichkeit war mein Vater ein Mann des Gesetzes. »Das Gesetz ernährt uns!«, lachte er schallend und stopfte seine Pfeife.

Er war kein Richter, Abgeordneter, Notar oder Anwalt, nichts von alledem. Er verdankte seine Tätigkeit seinem Freund, dem Senator. Weil der ihn stets über die jüngsten Rechtsvorschriften informierte, hatte Vater sich in einen neuen Beruf gestürzt, den der Senator höchstselbst geschaffen hatte. Neue Vorschriften, neuer Beruf, und so wurde Vater »Autowerkstätteneröffner«. Denn um zu gewährleisten, dass alle Autos sicher und sauber rollten, hatte der Senator beschlossen, technische Untersuchungen einzuführen – für alle verpflichtend. Damit weniger Unfälle passierten, mussten die Besitzer sämtlicher Limousinen und Lieferwagen, Blechkaleschen und Benzinkutschen ihre Vehikel nun auf Herz und Nieren prüfen lassen; ob arm, ob reich, da mussten alle durch. Und weil das eben Pflicht war, ließ mein Vater sich die Arbeit teuer bezahlen, sehr teuer. Er ließ sich die Anfahrt bezahlen und die Abfahrt, die Inspektion und die Kontrollinspektion, und nach seinem Lachen zu urteilen, lief das Geschäft fabelhaft.

»Ich rette Leben, ich rette Leben!«, freute er sich, die Nase in den Bankauszügen vergraben.

Damals konnte man viel Geld damit verdienen, Leben zu retten. Nachdem mein Vater Unmengen an Werkstätten eröffnet hatte, verkaufte er sie an einen Konkurrenten. Maman war darüber sehr erleichtert, sie mochte es nicht, dass Vater Leben rettete, denn er musste dafür viel arbeiten, und wir bekamen ihn so gut wie gar nicht mehr zu Gesicht.

»Ich arbeite lange, damit ich nicht mehr lange arbeiten muss«, entgegnete er stets, aber ich verstand nicht, was er meinte.

Ich verstand häufig nicht, was Vater meinte. Im

Laufe der Jahre wurde es ein bisschen besser, aber alles verstand ich nie. Und das war gut so.

Er hatte mir erzählt, er sei mit dieser aschgrauen Furche rechts an seiner Unterlippe zur Welt gekommen, ich fand aber bald heraus, dass diese stets leicht geschwollene Vertiefung, die sein schönes, ein wenig schiefes Lächeln ausmachte, vom fortwährenden Gebrauch seiner Pfeife kam. Sein Haarschnitt, der Mittelscheitel und die Wellen rechts und links davon, ähnelte der Frisur des preußischen Reiters auf dem Gemälde in der Diele. Außer an ihm und dem Preußen hatte ich diese Frisur nie an jemandem gesehen. Die tiefen Augenhöhlen mit den leicht hervorstehenden blauen, rollenden Augäpfeln verliehen seinem Blick etwas Eigentümliches, Tiefgründiges. Ich habe ihn damals immer glücklich erlebt, und er sagte es auch häufig: »Ich bin ein glücklicher Idiot!«

Worauf meine Mutter antwortete: »Wir glauben Ihnen aufs Wort, Georges, aufs Wort glauben wir Ihnen!«

Immerzu summte er vor sich hin, schief. Manchmal pfiff er, ebenso schief, aber wie alles, was von Herzen kam, war es erträglich. Er erzählte schöne Geschichten, und wenn ausnahmsweise keine Gäste da waren, faltete er seinen großen, festen Körper in meinem Bett zusammen, um mich in den Schlaf zu begleiten. Ein Augenrollen, ein Wald, ein Reh, ein Kobold, ein Sarg, und es war aus und vorbei mit meiner Müdigkeit. Am Ende sprang ich meistens munter auf dem Bett herum oder versteckte mich starr vor Schreck hinter den Vorhängen.

»Es sind Geschichten zum Schlafen im Stehen«, sagte er und verließ mein Zimmer. Und wieder glaubte ich ihm aufs Wort.

Sonntagnachmittags trimmte er seine Muskeln, als Ausgleich für die Exzesse der Woche. Mit nacktem Oberkörper und der Pfeife im Mundwinkel stand mein Vater vor dem großen Spiegel mit dem goldverzierten Rahmen und der majestätischen Schleife und stemmte winzige Hanteln zu Jazzmusik. *Gym tonic* nannte er das, weil er seine Übungen gerne für einige kräftige Schlucke Gin Tonic unterbrach und meiner Mutter zurief: »Sie sollten es einmal mit Sport versuchen, Alma, glauben Sie mir, es macht Spaß, und man fühlt sich viel besser danach!«

Worauf meine Mutter antwortete – die Zunge zwischen den Zähnen, ein Auge geschlossen bei dem Versuch, mit einem Cocktail-Schirmchen eine Olive aus ihrem Martini aufzuspießen –: »Sie sollten es einmal mit Orangensaft probieren, Georges, und glauben Sie mir, danach finden Sie die Sache mit dem Sport nicht mehr so spaßig! Und seien Sie so gut, nennen Sie mich nicht Alma, geben Sie mir einen anderen Vornamen, sonst fange ich gleich an zu muhen!«

Ich habe nie wirklich begriffen, warum das so war, aber mein Vater nannte meine Mutter niemals länger als zwei Tage beim selben Vornamen. Und Maman mochte diese Gewohnheit sehr, selbst wenn sie einige

Vornamen schneller satthatte als andere; jeden Morgen in der Küche sah ich, wie sie meinen Vater schalkhaft beobachtete und den Urteilsspruch abwartete, die Nase tief in ihrer Tasse oder das Kinn auf die Hände gestützt.

»Oh nein, das können Sie mir nicht antun! Nicht Renée, nicht heute! Wir haben heute Abend Gäste!«, lachte sie. Dann drehte sie den Kopf zum Spiegel und grüßte grimassierend die neue Renée oder würdevoll die neue Joséphine oder plusterte sich auf wie Marylou. »Außerdem habe ich überhaupt nichts in meinem Kleiderschrank, was zu Renée passen würde.«

Es gab nur einen Tag im Jahr, an dem Mutter immer gleich hieß: Am 15. Februar war sie Georgette. Das war nicht ihr echter Vorname, aber der Tag der heiligen Georgette kam nach dem Valentinstag, und da meine Eltern es nicht besonders beschaulich fanden, sich wie auf Bestellung in ein Restaurant und zwischen lauter Zwangsromantiker zu setzen, feierten sie lieber das Fest der heiligen Georgette; dann war das Restaurant leer und die Bedienung allein für sie da. Außerdem fand Vater, ein romantisches Fest könne nur einen weiblichen Vornamen tragen.

»Würden Sie uns bitte den besten Tisch auf die Namen Georges und Georgette reservieren? Und Sie haben hoffentlich keinen dieser grauenvollen Kuchen in Herzform mehr übrig? Nein? Gott sei Dank!«, sagte er dann, wenn er einen Tisch in einem noblen Restaurant bestellte.

Am Tag der heiligen Georgette hatten die zwei mehr zu feiern als eine dumme Liebelei.

Nach der Geschichte mit den Werkstätten musste Vater nicht mehr aus dem Haus, um uns zu ernähren, also begann er, Bücher zu schreiben. Andauernd und reichlich. Er saß an seinem großen Schreibtisch vor seinem Blatt Papier und schrieb und lachte darüber, und schrieb über das, worüber er lachte; er stopfte die Pfeife und füllte den Becher mit Asche, mit Qualm den Raum und mit Tinte das Blatt. Das Einzige, was sich leerte, waren Cocktailgläser und Kaffeetassen. Die Antwort der Verleger lautete trotzdem immer gleich: »Gut geschrieben, lustig, aber ohne Hand und Fuß.« Um ihn über die Absagen hinwegzutrösten, sagte meine Mutter: »Ja, hat man denn schon mal ein Buch mit einer Hand und einem Fuß gesehen? Das wüsste ich!«

Darüber mussten wir sehr lachen.

Über Maman sagte mein Vater, dass sie mit den Sternen per Du sei, was merkwürdig war, denn sie siezte alle, sogar mich. Sie siezte selbst unseren Jungfernkranich, diesen eleganten und erstaunlichen Vogel mit den weißen Federbüscheln und den grellroten Augen, der mit seinem gewundenen, langen schwarzen Hals durch unsere Wohnung stelzte und dort lebte, seitdem meine Eltern ihn in ihrem früheren Leben von einer Reise nach Ich-weiß-nicht-wo mitgebracht hatten. Wir riefen ihn *Taugenichts*, denn er taugte zu gar nichts, außer grundlos und laut zu schreien, runde Pyramiden aufs Parkett zu setzen oder mich nachts zu wecken, indem er mit seinem orange-olivgrünen Schnabel an meiner Zimmertür pickte. Taugenichts war wie für die Geschichten meines Vaters gemacht, denn er schlief im Stehen, den Kopf unter dem Flügel versteckt. Als Kind hatte ich häufig versucht, ihn nachzuahmen, aber das war höllisch schwer.

Taugenichts mochte es, wenn Maman auf dem Sofa lag und las und ihm dabei stundenlang über den Kopf streichelte. Wie alle zahmen Vögel liebte er das Vorlesen.

Einmal hatte Mutter ihn in die Stadt zum Einkaufen mitnehmen wollen. Sie bastelte ihm eigens zu diesem Zweck eine hübsche Leine aus Perlen, aber Taugenichts bekam Angst vor den Leuten, und die Leute bekamen dann auch Angst vor ihm, denn er schrie wie nie zuvor in seinem Leben. Eine alte Dame mit Dackel warf Maman sogar vor, es sei unmenschlich und gefährlich, einen Vogel an der Leine auf dem Trottoir spazieren zu führen.

»Fell oder Federn, was macht das für einen Unterschied? Taugenichts hat noch nie irgendjemanden gebissen, außerdem finde ich ihn durchaus eleganter als Ihre Fellwurst! Kommen Sie, Taugenichts, gehen wir, diese Leute sind plump und ordinär!«

Maman war fürchterlich aufgebracht nach Hause gekommen und, wie immer, wenn sie in diesem Zustand war, gleich zu Vater gegangen, um ihm alles im

Detail zu berichten. Und wie immer hellte ihre Stimmung sich erst gegen Ende ihrer Erzählung auf.

Sie regte sich häufig auf, aber niemals lange, denn die Stimme meines Vaters wirkte auf sie wie ein gutes Beruhigungsmittel. Die übrige Zeit geriet sie über alles in Verzückung, fand den Fortgang der Welt wahnsinnig unterhaltsam und begleitete ihn fröhlich tänzelnd. Mich behandelte sie weder wie einen Erwachsenen noch wie ein Kind, eher wie eine Figur aus einem Roman. Aus einem Roman, den sie übermäßig und zärtlich liebte und in den sie sich vertiefte, wann immer es ging. Von Traurigkeit und Sorgen wollte sie nichts hören: »Wenn die Wirklichkeit banal und trostlos ist, dann erfinden Sie eine schöne Geschichte für mich! Sie schwindeln so fein, es wäre schade, uns das vorzuenthalten.«

Also erzählte ich ihr meinen ausgedachten Tag, und sie klatschte begeistert und kicherte: »Was für ein Tag, mein liebes Kind, was für ein Tag, ich freue mich für Sie, so prächtig unterhält man sich sonst nie!«

Dann bedeckte sie mich mit Küssen. Sie sagte, sie *herze* mich, und ich ließ mich gerne von ihr herzen. Jeden Morgen, wenn sie ihren neuen Namen erhalten hatte, reichte sie mir einen ihrer frisch parfümierten Samthandschuhe, damit ihre Hand mich durch den ganzen Tag führen könne.

»Durch manche Gesichtszüge schimmerte ihre Kindlichkeit hindurch, durch die schönen vollen Wangen und die grünen Augen, in denen der Schalk funkelte.

Die perlmuttenen bunten Spangen, die sie sich ohne erkennbares Muster in die Löwenmähne steckte, verliehen ihr den frechen Charme einer ewigen Studentin. Ihre prallen, karmesinroten Lippen aber, an denen wie von Zauberhand dünne weiße Zigaretten klebten, und ihre langen Wimpern, mit denen sie dem Leben nachspürte, ließen dem Betrachter keinen Zweifel daran, dass sie eine erwachsene Frau war. Ihre Kleidung, die leicht extravagant und außerordentlich elegant war, mindestens in der Art ihrer Zusammenstellung, bestätigten den fragenden Blicken, dass sie gelebt hatte, dass sie ihrem Alter entsprach.«

So hatte es mein Vater in sein geheimes Büchlein geschrieben, das ich später las, danach.

Meine Eltern tanzten immer und überall. In der Nacht mit ihren Freunden, am Morgen und am Nachmittag zu zweit. Manchmal tanzte ich mit. Sie tanzten völlig hemmungslos und rissen alles um, was ihnen im Weg war. Vater warf Maman in die Luft und fing sie nach einer Pirouette, manchmal nach zwei oder sogar drei, an den Fingerspitzen wieder auf. Er tauchte sie unter seinen Beinen hindurch, er wirbelte sie um sich herum, und warf er sie aus Versehen zu weit, landete sie mit ihrem Allerwertesten auf dem Parkett, sodass sie mit ihrem Kleid um sich herum aussah, als säße Tasse auf Untertasse.

Wenn sie tanzten, mixten sie sich die verrücktesten Cocktails, mit Schirmchen, Oliven, Löffeln, aus einem ganzen Sortiment von Flaschen. Über der Kommode im Salon hing ein riesiges Schwarz-Weiß-Foto von Maman, wie sie im Abendkleid in einen Pool springt, und davor stand ein schöner, alter Plattenspieler, auf dem sich die immer selbe Vinylscheibe mit dem immer selben Song drehte: *Mister Bojangles* von Nina Simone. Es war die einzige Platte, die auf den Plattenteller durfte; jede andere Musik wurde in die Stereoanlage verbannt, die zwar modern, aber recht glanzlos war. Der Song war wirklich verrückt, er war traurig und fröhlich zugleich, und in ebenjenen Zustand versetzte er auch meine Mutter. Obwohl das Lied so lang war, war es doch immer zu kurz, und meine Mutter rief: »Noch mal Bojangles!« und klatschte dazu in die Hände.

Dann musste man den Arm anheben und den Diamanten auf den Rand zurücksetzen. Von nichts anderem als einem Diamanten konnte eine solche Musik kommen.

Um so viele Gäste empfangen zu können wie möglich, hatten wir eine sehr große Wohnung. Die großen schwarzen und weißen Fliesen auf dem Boden der Diele ergaben ein riesiges Damespiel. Dazu hatte mein Vater vierzig schwarze und weiße Kissen gekauft, mit denen wir mittwochnachmittags lange Partien spielten, unter den Augen des Preußischen Reiters, der unser Schiedsrichter war, auch wenn er nie etwas sagte. Manchmal brachte Taugenichts unser Spiel durcheinander, er verschob dann mit seinem Kopf die weißen Kissen oder hackte mit seinem

Schnabel nach ihnen. Ob es immer die weißen waren, weil er die zu sehr mochte oder weil er die gar nicht mochte, das wussten wir nicht und würden es auch nie erfahren. Taugenichts hatte eben auch seine Geheimnisse, wie jeder.

In einer Ecke des Eingangsflurs türmte sich ein Briefberg, der entstanden war, weil meine Eltern alle Post, die sie erhielten, ungeöffnet dort hinwarfen. Der Berg war so eindrucksvoll groß, dass ich mich auf ihn schmeißen konnte, ohne mir wehzutun; es war ein lustiger, weicher Berg, und er war Teil der Einrichtung. Manchmal sagte mein Vater zu mir: »Wenn du nicht brav bist, lass ich dich die Briefe öffnen und sortieren!«

Es blieb aber immer bei der Drohung, er war ja kein Unmensch.

Der Salon war wirklich ein Wahnsinn. Es gab dort zwei kleine, blutrote Lehnstühle, in denen es sich meine Eltern beim Trinken gemütlich machen konnten, einen Glastisch, der mit Sand in allen möglichen Farben gefüllt war, und ein wuchtiges blaues Polstersofa, auf dem, so lautete die Empfehlung, gesprungen werden solle. Die Empfehlung kam von meiner Mutter, und häufig sprang sie mit mir, so hoch, dass sie an die Kristallkugel des tausendarmigen Leuchters stieß. Mein Vater hatte recht: Wenn meine Mutter wollte, war sie mit den Sternen per Du.

Gegenüber dem Sofa, auf einem alten Überseekoffer voller Hauptstadtaufkleber, stand ein kleiner vergammelter Fernseher, der nicht mehr besonders gut funktionierte. Auf den Kanälen flimmerten Ameisenhaufen in Grau, Schwarz und Weiß über den Bildschirm, und um den Fernseher für sein schlechtes Programm zu bestrafen, hatte mein Vater ihm eine Eselskappe aufgesetzt. Manchmal sagte er zu mir: »Wenn du nicht brav bist, lass ich dich fernsehen!«

Stundenlang fernzusehen war mir ein Graus. Aber ich musste es nur selten, Vater war wirklich kein Unmensch. Über den Geschirrschrank, den meine Mutter hässlich fand, ließ sie Efeu ranken, den fand sie hübsch. Aus dem Möbel war längst eine Riesenpflanze geworden oder jedenfalls ein Möbel, das Blätter verlor und das man gießen musste. So oder so war es bizarr, als Möbel und als Pflanze.

Im Esszimmer gab es alles, was man zum Essen brauchte, einen großen Tisch mit vielen Stühlen für die Gäste und natürlich für uns, aber das war ja das Mindeste. Zu den Zimmern gelangte man über einen langen Flur, in dem wir laut Stoppuhr einen Geschwindigkeitsrekord nach dem anderen aufstellten. Mein Vater gewann immer, und Taugenichts verlor immer; mit Wettkämpfen hatte er es nicht so, außerdem fürchtete er sich vor Applaus.

In meinem Zimmer gab es drei Betten, ein kleines, ein mittleres und ein großes. Das kam daher, dass ich meine alten Betten immer hatte behalten wollen, wegen der schönen Momente, die ich in ihnen verbracht hatte. Jetzt hatte ich jeden Abend die Qual der Wahl, und Vater fand, dass mein Zimmer wie eine Abstellkammer aussah. An der Wand hing ein Poster von

Claude François im Glitzerfummel, das Vater mithilfe eines Zirkels in eine Zielscheibe umfunktioniert hatte. Er war nämlich der Meinung, dass Claude François nicht die Bohne singen könne, aber Gott sei Dank, sagte er, hätten die französischen Stromwerke ihm in der Badewanne den Garaus gemacht. Ich verstand weder wie noch warum, manchmal wurde ich einfach nicht klug aus ihm, da konnte man sagen, was man will.

Der Küchenboden stand voll mit allerlei Blumentöpfen und Gewächsen, die man zum Kochen brauchte, aber weil Maman meist vergaß, sie zu gießen, lag überall Stroh herum. Wenn sie dann doch einmal goss, war es immer zu viel; die Töpfe verwandelten sich in Siebe und die Küche in eine Rutschbahn. Es war eine herrliche Sauerei, bis die Pflanzen das übergelaufene Wasser wieder aufgesaugt hatten.

Taugenichts mochte es, wenn die Küche überschwemmt war, es erinnere ihn an sein früheres Leben, sagte Maman, er schlug dann mit den Flügeln und plusterte seinen Hals auf wie ein glücklicher Vogel.

Von der Decke hing zwischen Pfannen und Töpfen eine getrocknete Schweinekeule, die abscheulich anzusehen, aber sehr schmackhaft war. Während ich in der Schule war, bereitete Maman viele köstliche Leckereien zu, die sie dem Feinkostladen übergab, der sie uns wieder zurückbrachte, wenn wir sie brauchten, was unsere Gäste immer sehr beeindruckte. Unser Kühlschrank war viel zu klein für diese Mengen und daher immer leer. Maman lud zu jeder Tageszeit

Scharen von Menschen zum Essen ein: unsere Freunde, manche Nachbarn (zumindest jene, die sich nicht vor dem Lärm fürchteten), die ehemaligen Kollegen meines Vaters, die Concierge, ihren Mann, den Postboten (wenn er gerade vorbeikam), den Lebensmittelhändler aus dem fernen Maghreb, der aber unten in seinem Laden ganz nah war, und einmal gar einen alten Mann in zerlumpten Kleidern, der sehr schlecht roch, aber trotzdem zufrieden wirkte.

Mit Uhren stand Maman auf Kriegsfuß. So kam ich manchmal zum Mittagessen aus der Schule, und es gab einen Braten, während ich andere Male bis spätnachts warten musste, bevor es etwas zu essen gab. Dann vertrieben wir uns geduldig die Zeit und tanzten und machten uns über die Oliven her. Manchmal kam es vor, dass vor lauter Tanzen das Essen ganz ausfiel und Maman mitten in der Nacht in Tränen ausbrach, weil es ihr so leidtat, dann herzte sie mich, drückte mich fest in die Arme, und ihr Gesicht war nass, und sie roch nach Cocktails. So war sie, meine Mutter, und das war gut so.

Unsere Gäste lachten viel und laut, und von Zeit zu Zeit, wenn das Lachen sie müde gemacht hatte, verbrachten sie die Nacht in einem meiner übrigen Betten und wurden am Morgen von Taugenichts' Geschrei geweckt, der kein Freund von faulen Vormittagen war. Ich schlief grundsätzlich im großen Bett, wenn Gäste da waren, denn wenn ich sie beim Aufwachen zusammengequetscht wie eine Ziehharmonika in meinem Kinderbett liegen sah, lachte ich mich schief.

Drei Nächte in der Woche hatten wir einen Gast, da verließ der Senator seinen Sitz im Herzen Frankreichs, um in seinem Palais zu tagen. Mein Vater nannte ihn zärtlich *Schuft*. Ich habe nie erfahren, wie die beiden sich kennengelernt haben, die Versionen variierten von Cocktail zu Cocktail, aber sie hatten irrsinnig viel Spaß zusammen.

Schuft trug eine quadratische Frisur, einen kurzen Bürstenhaarschnitt, der als rechtwinkliges Viereck auf seinem roten, runden Gesicht thronte; ein prächtiger Schnauzer und eine feine Stahlbrille, die von zwei lustigen Ohren wie von zwei Garnelenschwänzen gehalten wurde, teilten es in zwei Hälften. Schuft hatte mir erklärt, es liege am Rugby, dass seine Ohrmuscheln aussähen wie Garnelenschwänze; ich hatte das nicht verstanden, aber daraus geschlossen, dass Gym Tonic ein weniger gefährlicher Sport war als Rugby, zumindest für die Ohren. Aber so war es eben: die Farbe, die Form – die zerquetschten Ohrmuscheln sahen aus wie Garnelenschwänze, dumm für ihn.

Wenn er lachte, bebte sein ganzer Körper, und da er immer lachte, bebten seine Schultern in einem fort. Er sprach laut und knarzte dabei wie ein altes Transistorradio. Er trug stets eine riesige Zigarre bei sich, die er nie anzündete. Wenn er bei uns ankam, hielt er sie in der Hand oder zwischen den Lippen, und wenn er ging, legte er sie wieder in sein Etui. Sobald er über die Schwelle trat, rief er: »Caipirowska! Caipirowska!«

Lange dachte ich, er riefe so seine Freundin aus

Russland, nur dass die nie kam, also servierte mein Vater ihm einen eisgekühlten Cocktail mit Minze, um ihm die Wartezeit zu verkürzen, da war der Senator trotzdem glücklich. Meine Mutter mochte Schuft, denn er war lustig, überhäufte sie mit Komplimenten und war der Grund dafür gewesen, dass wir viel Geld verdient hatten, und ich, ich mochte ihn aus denselben Gründen, nicht mehr und nicht weniger.

Während unserer langen Tanznächte versuchte er, die Freundinnen meiner Mutter zu küssen. Mein Vater sagte, er packe jede Gelegenheit beim Schopf. Manchmal war die Gelegenheit günstig, dann ging er sie in seinem Zimmer beim Schopf packen. Wenige Minuten darauf kam er glücklich und mit hochrotem Gesicht wieder heraus und rief den Namen seiner Freundin aus Russland; er musste wohl merken, dass irgendetwas nicht stimmte. »Caipirowska! Caipirowska!«, schrie er fröhlich und schob seine Brille auf den Garnelenschwänzen zurecht.

Tagsüber arbeitete er im Palais du Luxembourg, das sich seltsamerweise in Paris befand, aus Gründen, die ich nicht verstand. Er sagte, er werde lange arbeiten, kam aber immer sehr früh zurück. Der Senator pflegte einen seltsamen Lebensstil. Nach der Arbeit erzählte er uns gern, dass sein Beruf vor dem Fall der Mauer lustiger gewesen sei, weil alles klarer gewesen war. Ich hatte daraus geschlossen, dass es in seinem Büro Bauarbeiten gegeben, man eine Mauer eingerissen und vor den Fenstern wieder aufgebaut habe. Ich verstand gut, dass er früh nach Hause ging, das waren ja keine Arbeitsbedingungen, selbst für einen Schuft nicht. Mein Vater sagte über ihn: »Das ist mein teuerster Freund, seine Freundschaft ist unbezahlbar!«

Und das wiederum verstand ich sehr gut.

Mit dem Geld von den Autowerkstätten hatte Vater ein schönes, kleines Wolkenschloss in Spanien gekauft, weit im Süden. Ein bisschen Auto, ein bisschen Flugzeug, wieder ein bisschen Auto und viel Geduld. Hoch in den Bergen, etwas oberhalb eines ganz weißen Dorfes, wo am Nachmittag nie ein Mensch war, aber dafür nachts sehr viele, sah man vom Schloss aus nur Pinienwälder oder fast nur. Rechts säumten Terrassen voller Oliven-, Orangen- und Mandelbäume einen milchblauen See, der von einer imposanten Talsperre aufgestaut wurde. Vater behauptete, dass er sie gebaut habe und ohne ihn das Wasser abgeflossen wäre, aber ich tat mich schwer, ihm das zu glauben. In der ganzen Wohnung gab es kein einziges Werkzeug, man sollte es nicht übertreiben, hatte ich gedacht.

Nicht weit weg war das Meer, dessen Küsten voller Menschen waren, am Strand, in den Gebäuden, vor den Restaurants, auf den Straßen, es war wirklich verblüffend. Maman sagte, sie könne nicht verstehen, warum Leute eine Stadt verließen, um in einer anderen Urlaub zu machen, sie erklärte, dass die Strände mit Leuten verschmutzt seien, die sich die Haut einfetteten, um auch noch braun zu werden, egal, wie dick und fett sie schon waren; sie erklärte, dass das alles viel Lärm mache und sehr schlecht rieche. Aber das hinderte uns nicht daran, uns an den drei Handtuch breiten Stränden am See zu sonnen, was viel schöner war.

Auf dem Dach des Schlosses gab es eine große Terrasse mit Wolken von Jasmin, der die Eigenschaft hatte, sehr gut zu riechen. Die Aussicht war wirklich spektakulär. Sie machte meinen Eltern Durst, sie tranken dort Wein mit Früchten darin, überhaupt aßen wir viele Früchte, am Tag, in der Nacht, wir tranken sie und tanzten dazu.

Mister Bojangles war natürlich mit uns gereist, während hingegen Taugenichts später zu uns stieß, wir holten ihn am Flughafen ab, weil er einen besonderen Status hatte. Er reiste in einer Kiste mit einem Loch, durch das nur sein Kopf und der Hals passten, in seiner Not schrie er viel und dieses Mal zu Recht.

Zum Früchteessen, Tanzen und Sonnen am Seestrand luden meine Eltern sämtliche Freunde ein, die fanden, dies sei das Paradies, und es gab keinen Grund, etwas anderes zu denken. Ich fuhr ins Paradies, wann immer ich wollte, oder besser, wann meine Eltern es wollten.

Maman erzählte mir oft die Geschichte von Mister Bojangles. Seine Geschichte war wie seine Musik: schön, traurig und zum Tanzen. Darum liebten meine Eltern ihre Slows mit Mister Bojangles so, es war Musik für die Gefühle. Mister Bojangles lebte in New Orleans, wenngleich schon vor langer Zeit, mit *new* hatte das nichts mehr zu tun. Erst war er mit seinem

Hund und in seinen alten Kleidern im Süden eines anderen Kontinents herumgereist. Dann starb sein Hund, und nichts war mehr wie früher. Also fing er an, in Bars zu tanzen, noch immer in seinen alten Kleidern. Mister Bojangles tanzte, er tanzte wirklich die ganze Zeit, wie meine Eltern. Die Leute gaben ihm Bier aus, damit er weitertanzte, also tanzte er, in seiner zu großen Hose, er sprang sehr hoch und kam sehr sanft wieder auf. Maman sagte, er tanze, damit sein Hund zurückkäme, sie wisse das aus sicherer Quelle. Und sie, sie tanzte, damit Mister Bojangles zurückkäme. Darum tanzte sie die ganze Zeit. Er sollte zurückkommen, ganz einfach.

2

»Nennen Sie mich, wie Sie wollen! Aber bitte unterhalten Sie mich, bringen Sie mich zum Lachen, hier mieft es nach Langeweile!«, hatte sie gesagt und nach zwei Champagnerkelchen auf dem Büfett gegriffen.

»Ich bin nur hier, weil ich nach meiner Lebensversicherung suche!«, erklärte sie und leerte den ersten Kelch in einem Zug, ihren leicht irren Blick in meinen versenkt.

Und als ich gutgläubig meine Hand ausstreckte, um das zweite Glas entgegenzunehmen – ich dachte, es sei mir bestimmt –, hatte sie es auch schon in sich hineingeschüttet. Dann musterte sie mich, strich sich über das Kinn und sagte mit fröhlicher Respektlosigkeit:

»Sie sind mit Abstand der hübscheste Programmpunkt dieser trostlosen Galaveranstaltung!«

Ich hätte der Vernunft gehorchen und das Weite suchen, vor ihr fliehen sollen. Im Übrigen wäre ich ihr besser nie begegnet.

Um die Eröffnung meiner zehnten Werkstatt zu feiern, hatte meine Bank mich zu einer geschlossenen Gesellschaft in eine Nobelherberge an der Côte d'Azur eingeladen. Die Veranstaltung sollte zwei Tage dauern und trug den seltsamen Namen »Die Wochenenden des Erfolgs«. Es handelte sich um eine Art Seminar für Jungunternehmer mit Zukunft. Nicht nur der Name der Veranstaltung war absurd; die triste Gesellschaft wurde obendrein mit allerlei Vorträgen von allwissenden Klugrednern bei Laune gehalten, in deren Visagen sich Wissen und Fakten tief eingegraben hatten.

Wie so oft seit meiner Kindheit vertrieb ich mir die Zeit, indem ich mir aberwitzige Rollen ausdachte, um den anderen Unternehmern samt Gemahlinnen etwas vorzuspielen. So hatte ich am Abend zuvor schon beim Hors d'œuvre über meine Verwandtschaft mit einem ungarischen Fürsten fabuliert, dessen entfernter Urahn mit Graf Dracula verkehrt habe.

»Entgegen allem, was man uns glauben machen möchte, war dieser Mann von ausgesprochener Höflichkeit und seltenem Feingefühl. Ich bin im Besitz von Dokumenten, die beweisen, dass der Unglückliche Opfer einer nie da gewesenen Verleumdungskampagne war, die vom gemeinsten und niedersten Neid angetrieben wurde.«

Man muss, wie stets in vergleichbaren Fällen, die Blicke der Zweifler ignorieren und sich auf die Leichtgläubigen konzentrieren. Kann man sich der Aufmerksamkeit des Naivsten in der Runde sicher sein, muss man ihn mit Details von höchster Präzision anfüttern und ihm dann einen Kommentar entlocken, der die Lügengeschichte legitimiert. An jenem Abend war dies die Gattin eines Weinbauern aus Bordeaux. Sie nickte zustimmend und erklärte: »Ich habe es schon immer gewusst. Diese Geschichte ist viel zu übertrieben und haarsträubend, um wahr zu sein! Ein Märchen!«

Dieser Meinung schloss sich der Gatte an, dem wiederum die restliche Tischgesellschaft zustimmte, und fortan kannten alle beim Abendessen nur noch ein Thema. Jeder legte seine Einschätzung dar, die Zweifel, die er immer schon gehegt habe, man suchte sich gegenseitig zu überzeugen und stellte allerhand Hypothesen auf. Am Ende des Diners hätte sich niemand mehr getraut zuzugeben, auch nur eine Sekunde an die immer noch wahre Geschichte von Dracula, dem Pfähler, geglaubt zu haben.

Tags darauf, berauscht von meinem vorabendlichen Erfolg, wagte ich mich an neue Versuchskaninchen. Diesmal gab ich mich als Sohn eines reichen amerikanischen Industriellen mit Automobilfabriken in Detroit aus, dessen Kindheit sich im Maschinenlärm der Produktionshallen abgespielt habe. Gewürzt hatte ich die Geschichte mit einem Autismus schwersten Grades, weswegen ich bis zum Alter von sieben Jahren stumm geblieben war.

Den Märchenonkel zu spielen, meine Opfer bei ihrem Mitgefühl zu packen und ihre Herzen zu gewinnen, ist eine meiner leichtesten Übungen.

»Und was war denn Ihr erstes Wort?«, rief meine Tischnachbarin über ihr unversehrtes und erkaltetes Seezungenfilet hinweg.

»Reifen!«, antwortete ich ernst.

»Reifen?!«, echoten meine Tischnachbarn.

»Jawohl, Reifen«, wiederholte ich. »Ist das nicht unglaublich?«

»Ahhh, daher Ihre Leidenschaft für Autowerkstätten, das erklärt natürlich alles, verrückt, wie das Schicksal spielt!«, ergänzte meine Nachbarin die Geschichte, während ihr Teller so in die Küche zurückging, wie er gekommen war.

Die restliche Zeit des Mittagessens parlierten wir von den Wundern des Lebens, dem Schicksal des Einzelnen, der Last des Erbes auf der Existenz aller, und ich, ich genoss meinen Mandelcognac und das wahnsinnige und egoistische Vergnügen, für einen kurzen Augenblick die Aufmerksamkeit aller auf mich zu lenken – mit Geschichten, die so hieb- und stichfest waren wie ein Windstoß.

Ich hatte mich von der feinen Gesellschaft verabschieden wollen, bevor man mich am Pool, wo die Gäste sich versammeln wollten, an die Wand und meinen tollkühnen Geschichten gegenüberstellte. Da begann eine junge Frau mit geschlossenen Augen zu tanzen, ihr Kopf war befiedert, sie trug ein weißes, luftiges Kleid, und zwischen den Fingern hielt sie eine nicht angezündete, dünne und lange Zigarette. In der anderen Hand hatte sie einen weißen Leinenschal, mit dem sie so leidenschaftlich tanzte, als wäre er lebendig. Ich war fasziniert von den Windungen ihres Körpers, den rhythmischen Bewegungen ihres Kopfes, auf dem die Federn ihrer Haube, dieses seltsamen, lautlos umherwirbelnden Haarschmucks, auf und ab wippten. Das Spektakel war je nach Rhythmus von der Grazie eines Schwans oder der Lebhaftigkeit eines Raubvogels, es erfüllte mich mit Staunen, und ich blieb wie angewurzelt stehen.

Erst dachte ich, es müsse sich um eine von der Bank gesponserte Einlage zur Unterhaltung der Gäste handeln, um diesen tödlich stumpfsinnigen Cocktailempfang aufzulockern und sehr langweilige Menschen bestmöglich zu erheitern. Ich beobachtete, wie diese Mischung aus Zwanzigerjahre-Kokotte und Cheyenne auf Peyotl tänzelnd von Gruppe zu Gruppe schwebte und wie die Männer beim Anblick ihrer anzüglichen Posen vor Vergnügen rosige Wangen bekamen, während sich die Frauen aus ebendiesen Gründen unwohl fühlten. Sie schnappte sich die Ehemänner, ob sie wollten oder nicht, ließ sie ein paarmal rotieren und schickte sie dann in ihre traurigen Leben zurück, zurück zu ihren eifersüchtigen, sauertöpfischen Gattinnen.

Ich weiß nicht, wie lange ich dort unter der Pergola gestanden, Pfeife geraucht und nach jedem Glas gegriffen hatte, das vom livrierten Kellnerballett an mir vorbeigetragen wurde. Ich schwankte schon nicht schlecht, als ihr Blick an meinem schüchternen und wahrscheinlich glasigen Blick hängen blieb. Ihre Augen waren seladongrün, ihr Blick offen genug, um mich zu bemerken und mir ein Gestotter von tragischer Banalität zu entlocken:

»Wie heißen Sie?«

»Bei mir, über dem Kamin, hängt ein Gemälde mit einem schönen preußischen Reiter, stellen Sie sich vor, Sie haben die gleiche Frisur wie er! Ich kenne Gott und die Welt und kann Ihnen sagen, niemand frisiert sich mehr so seit dem Krieg! Wo lassen Sie sich denn das Haar schneiden, seit es Preußen nicht mehr gibt?«

»Meine Haare wachsen nicht, das war schon immer so. Ich kam schon vor Jahrhunderten mit dieser albernen Frisur zur Welt. Als Kind sah ich aus wie ein Greis, aber je mehr Zeit vergeht, desto besser passt die Frisur zu meinem Alter. Ich setze auf die zyklischen Veränderungen der Mode; wenn ich sterbe, wird die Frisur wieder todschick sein.«

»Ich meine es ernst! Sie sind das perfekte Abbild jenes Reiters, in den ich seit meiner Kindheit schrecklich verliebt bin. Ich habe ihn schon tausendmal geheiratet, wissen Sie, die Hochzeit ist ja der schönste Tag im Leben, darum haben wir beschlossen, jeden Tag zu heiraten; unser Leben ist also ein immerwährendes Paradies.«

»Jetzt, wo Sie das sagen, erinnere ich mich dunkel an diesen einen Feldzug mit meiner Kavallerie. Ich habe das Bild von mir nach einer siegreichen Schlacht malen lassen. Ich bin entzückt zu hören, dass ich nun über Ihrem Kamin hänge und Sie schon tausendmal heiraten durfte.«

»Spotten Sie nur, spotten Sie nur, und es stimmt doch! Aus Gründen, die Sie sich leicht denken können, ist die Ehe nur nicht vollzogen, ich bin also noch Jungfrau. Nicht, dass ich nicht nackt vor dem Kamin tanzen würde, aber mein tapferer Krieger scheint nicht aus seiner Haut zu können, der Arme!«

»Wie kann das sein? Ein Tanz wie der Ihre müsste doch eine ganze Armee aufrecht stehen lassen! Ihr Kriegsheld benimmt sich wie ein Eunuch. Woher haben Sie übrigens dieses reizende Tanztalent?«

»Sie bringen mich in Verlegenheit, jetzt muss ich Ihnen noch etwas Unglaubliches gestehen. Sie müssen wissen, mein lieber Freund, mein Vater ist der heimliche Sohn von Josephine Baker!«

»In Zeus' Namen! Glauben Sie mir oder nicht, aber ich kannte Josephine Baker sehr gut, wir lebten während des Krieges im selben Hotel in Paris.«

»Sagen Sie mir nicht, dass Josephine und Sie ... also, Sie wissen, was ich meine?«

»Doch, es war in einer schönen Sommernacht, als draußen die Bomben fielen, da suchte sie Zuflucht in meinem Zimmer. Die Panik, die Hitze, die Nähe, da war es um uns geschehen.«

»Du liebe Güte! Dann sind Sie womöglich mein Großvater! Das feiern wir mit ein paar ordentlichen Cocktails!«, rief sie und klatschte nach einem Kellner.

Den ganzen Nachmittag blieben wir am selben Ort, rührten uns nicht weg, sponnen um die Wette, breiteten heiteren Ernstes verworrene und unumstößliche Theorien aus und taten, als glaubten wir dem anderen seine Hochstapelei. Ich sah die Sonne hinter ihr wandern, sah, wie sie langsam und unaufhaltsam ihrem Untergang entgegenging – einen Augenblick hatte sie sie sogar gekrönt –, bis sie sich hinter die Felsen flüchtete und uns nur mehr hübsch mit dem großzügigen Lichthof ihres Gestirns bedachte. Nachdem ich mehrmals vergebens die Hand nach einem Champagnerkelch ausgestreckt hatte, in dem Glauben, er sei mir bestimmt, fügte ich mich in mein Schicksal und bediente mich selbst, und weil sie sich üblicherweise zwei Gläser auf einmal nahm, bestellte ich meinen Scotch ebenfalls paarweise.

Bei diesem Höllentempo dauerte es nicht lange, bis sie dazu überging, mich einer Art verkehrtem Verhör zu unterziehen. Als sei es das Normalste der Welt, legte sie mir in den Mund, was sie gerne hören wollte, und garnierte ihre Behauptung mit einer Frageformel:

»Sie sind entzückt von der Begegnung mit mir, nicht wahr?«

Oder auch: »Ich würde eine zauberhafte Ehefrau abgeben, meinen Sie nicht?«

Und dann: »Sicher fragen Sie sich, ob Sie die Mittel haben, mich auszuführen, oder täusche ich mich? Quälen Sie sich nicht, mein Guter, Sie bekommen das Eintrittsbillett von mir ermäßigt, bis Mitternacht gibt es mich im Schlussverkauf, nutzen Sie das!«, hatte sie wie eine Marktschreierin verkündet und dabei mit den Schultern gewackelt, dass ihr Dekolleté tanzte.

Ich war also an diesem besonderen Punkt angekommen, an dem man noch wählen kann, an diesem Punkt, an dem man über die Zukunft seiner Gefühlswelt entscheidet. In diesem Moment stand ich oben auf der Rutsche. Noch konnte ich mich dafür entscheiden, die Sprossen wieder hinabzusteigen, fortzugehen, weit weg von ihr; noch konnte ich eine Verpflichtung vorschützen, die ebenso fadenscheinig wie wichtig wäre. Oder ich gab mich hin, setzte mich auf die Schräge und ließ mich mit dem köstlichen Gefühl hinuntergleiten, nichts mehr entscheiden und nichts mehr anhalten zu können. Ich würde mein Schicksal einer Bahn anvertrauen, die nicht vorgezeichnet war, und in goldenen, watteweichen Treibsand eintauchen. Ich spürte, dass sie nicht alle Sinne beisammen hatte, dass ihre grünen, wahnsinnigen Augen unsichtbare Verletzungen verbargen, dass ihre kindlichen, leicht runden Wangen die Wunden vergangener Zeiten verdeckten, dass diese schöne, junge, scheinbar lustige und in ihrer Blüte stehende Frau erlebt haben muss, wie ihr altes Leben ins Schleudern geraten und mit Füßen getreten worden war. Ich sagte mir, dass sie so wild tanzte, um ihre Qualen zu vergessen, ganz einfach. Ich sagte mir ganz stupide, dass mein Berufsleben von Erfolg gekrönt, ich fast reich und eher gut aussehend war und leicht eine normale Frau finden könnte, dass ich ein geregeltes Leben führen könnte, in dem ich jeden Abend vor dem Essen einen Aperitif nehmen und um Mitternacht schlafen gehen würde. Ich sagte mir, dass mir selbst einige Tassen im Schrank fehlten und ich vernünftigerweise nicht einer Frau verfallen sollte, die gar kein Geschirr mehr im Schrank hatte, dass unsere Beziehung die eines Einbeinigen mit einer Gliederlosen wäre und dass diese Verbindung nur hinken und sich tastend in unvorhersehbare Richtungen bewegen könnte. Ich wollte feige kneifen, ich hatte Angst vor der wirren Zukunft und dem endlosen Trubel, die sie mir mit wogendem Dekolleté wie in einer Reklame zum Schnäppchenpreis feilbot. Aber dann legte sie mir zu den Klängen einer jazzigen Melodie ihre Gazestola um den Hals, zog mich an sich, heftig, und schon lagen unsere Wangen aneinander. Ich begriff, dass ich mir Fragen zu einem Problem stellte, das sich schon längst erledigt hatte, ich rutschte der schönen Dunklen schon entgegen, ich war schon auf der Schrägen, ich hatte mich in den Nebel gestürzt, ohne es zu merken, ohne Vorwarnung, ohne das Horn zu blasen.

»Die Natur ruft mich, ich bin bis oben hin voll mit Cocktails, warten Sie auf mich, rühren Sie sich nicht vom Fleck!«, hatte sie mich inständig gebeten und dabei nervös an ihrer langen Perlenkette genestelt, während sie, der ganz natürlichen Dringlichkeit wegen, ihre Knie ungeduldig zusammenpresste.

»Wieso mich rühren? In meinem ganzen Leben war ich an keinem besseren Ort«, beruhigte ich sie und hob meinen Finger, um bei einem Kellner Nachschub zu bestellen.

Und als mein Blick ihr folgte, wie sie eilig, aber unbefangen die Toilette aufsuchte, stand ich plötzlich Nase an Nase mit meiner Tischnachbarin. Sie war wütend, betrunken und außer sich, sie gestikulierte und drohte mir mit dem Finger.

»Sie sind also mit Dracula verwandt!«, schrie sie mich an, während andere Gäste sich uns näherten.

»Nicht direkt«, antwortete ich völlig unvorbereitet.

»Einmal sind Sie Autist und ein andermal Fürst! Erst kommen Sie aus Ungarn und dann aus den USA! Sie sind verrückt! Warum lügen Sie uns an?«, schrie sie, während ich rückwärts auf Distanz zu ihr ging.

»Der Kerl ist krank!«, rief ein Mann aus der Menge.

»Das eine schließt das andere nicht aus«, stotterte ich, gefangen in meinem eigenen Lügennetz.

Aber als ich mir eingestehen musste, dass man mich in die Enge getrieben hatte, brach ich in lautes Lachen aus, in ein großmütiges, befreites Lachen.

»Der ist wirklich verrückt, er macht sich immer noch über uns lustig!«, bemerkte meine Anklägerin ganz richtig und kam auf mich zu.

»Ich zwinge doch niemanden, meine Geschichten für bare Münze zu nehmen, aber Ihnen haben sie gefallen, und darum haben Sie sie geglaubt! Ich habe mit Ihnen gespielt und Sie haben verloren!«, antwortete ich mit verschmitzter Miene und einem Whisky in jeder Hand, während jeder weitere Schritt rückwärts mich gefährlich nahe an den Pool brachte.

Noch ein Stück weiter, und ich hätte den Beckenrand erreicht, da sah ich mein Gegenüber plötzlich abheben, den Boden verlassen, losfliegen und ohne Umwege mit einem lauten Platschen im Chlorwasser landen.

»Bitte verzeihen Sie, aber ich konnte nicht widerstehen! Dieser Mann ist mein Großvater und Josephine Bakers Liebhaber, mein preußischer Reiter und zukünftiger Ehemann! Dieser Mann ist alles in einem, und ich, ich glaube ihm!«

Ein paar Cocktails, einen Tanz, eine wahnsinnige Frau mit Federhut, mehr hatte es nicht gebraucht, um mich verrückt zu machen nach ihr, die mich einlud, ihren Wahnsinn mit ihr zu teilen.

3

In der Schule lief alles schief, wirklich alles, vor allem für mich. Wenn ich dort von zu Hause erzählte, glaubten mir weder die Lehrerin noch meine Kameraden, also log ich verkehrt herum. Es war einfach besser so, im Interesse des Gemeinwohls und vor allem in meinem eigenen. Von da an hatte meine Mutter in der Schule nur noch einen einzigen Vornamen, Taugenichts existierte nicht mehr, Schuft war kein Senator, Mister Bojangles nichts als eine blöde Schallplatte, die sich drehte wie jede andere auch, und das Essen stand zur gleichen Uhrzeit wie überall auf dem Tisch. Es war einfach besser so. Zu Hause log ich richtig herum, in der Schule verkehrt herum, für mich war es kompliziert, aber für die anderen einfacher. Und ich log nicht nur verkehrt herum, ich schrieb auch so. Ich schreibe wie ein Spiegel, sagte die Lehrerin einmal zu mir. Natürlich wusste ich ganz genau, dass Spiegel nicht schreiben können, die Lehrerin log eben auch manchmal, aber sie durfte das wohl. Alle Menschen logen hin und wieder, weil das für den Frieden besser war als die Wahrheit, die ganze Wahrheit, nichts als die Wahrheit.

Meiner Mutter gefiel meine Spiegelschrift sehr, und wenn ich aus der Schule nach Hause kam, ließ sie mich alles aufschreiben, was ihr durch den Kopf ging: Ungereimtes, Einkaufslisten, sentimentale Gedichte.

»Fantastisch! Und jetzt lassen Sie mich noch meinen Namen von heute in Spiegelschrift sehen!«, bat sie mich stolz.

Dann legte sie die kleinen Zettel in ihren Schmuckkasten, denn sie fand: »So eine Schrift ist wie ein Schatz, sie ist Gold wert!«

Damit meine Schrift sich in die richtige Richtung drehte, wurde ich von meiner Lehrerin zu einer Dame geschickt, die den Buchstaben beim Umkehren half, ohne sie je anzufassen, ohne ein Werkzeug bastelte sie an ihnen herum, bis sie wieder richtig standen. Zu Mamans Unglück war ich danach fast geheilt. Fast, denn ich war zu allem Überfluss noch Linkshänder, aber daran konnte die Lehrerin nichts ändern, sie sagte, das Schicksal habe es wohl auf mich abgesehen, so sei es eben; vor meiner Geburt habe man den Kindern ihren falschen Arm noch festgebunden, um sie zu heilen, aber von dieser Methode habe die Medizin abgelassen. Manchmal musste ich ziemlich lachen über ihre Lügen.

Die Lehrerin trug eine schöne, sandfarbene Dauerwelle; es sah aus, als hätte sie einen Wüstensturm auf dem Kopf, was ich sehr schön fand. Sie hatte auch eine Beule am Arm, und anfangs dachte ich, das wäre eine Krankheit, aber eines schönen Regentages, als die Lehrerin Schnupfen hatte, sah ich, wie sie die

Beule aus dem Ärmel holte und sich darein schnäuzte, was ich wirklich widerlich fand.

Maman verstand sich gar nicht mit dem Wüstensturm, wegen meiner Handschrift natürlich, aber auch, weil die Lehrerin mich nie ins Paradies reisen lassen wollte, wenn meine Eltern das beschlossen. Sie bestand darauf, dass wir warteten, bis alle Ferien hatten, sie sagte, ich hätte wegen meiner Schriftkrankheit ohnehin einiges aufzuholen, und wenn ich immer weg sei, würde der Zug irgendwann ohne mich abfahren. Dann sagte meine Mutter zu ihr: »Dort drüben blühen die Mandelbäume, Sie wollen doch nicht, dass mein Sohn die Mandelblüte verpasst! Sie gefährden damit sein ästhetisches Gleichgewicht!«

Offensichtlich hatte meine Lehrerin rein gar nichts übrig für Mandelbäume und -blüten, und mein ästhetisches Gleichgewicht kümmerte sie auch kein bisschen. Wir fuhren trotzdem, weswegen meine Lehrerin immer ziemlich tobte, manchmal sogar bis zu meiner Rückkehr. Es war fürchterlich, und weil es so war, freute ich mich darüber, weggefahren zu sein.

Ich wollte mich mit meiner Lehrerin vertragen, wusste aber wirklich nicht, wie, und so beschloss ich eines Tages, ihr einen Gefallen zu tun, damit sie mir die kranke Handschrift verzieh, die blühenden Mandelbäume und die Ferien im Paradies zu jeder Zeit. In der Klasse ging es immer ziemlich rund, wenn sie mit dem Rücken zu uns und mit dem Rest in Richtung Tafel stand. Und weil sie keine Augen im Rücken hatte, beschloss ich, ihre Augen im Rücken zu werden. Ich verpetzte alles und jeden, immer. Alle, die mit angelutschten Papierkügelchen warfen, quatschten, schummelten, mit Kleber spielten, Grimassen schnitten und was weiß ich noch alles. Beim ersten Mal waren alle wie vom Donner gerührt. Damit hatte wirklich keiner gerechnet. Es folgte ein langes, betretenes Schweigen, und am Ende des Schultages zitierte die Lehrerin zwar den Papierkugelwerfer zu sich, vergaß aber völlig, sich bei mir zu bedanken. Die nächsten Male wirkte sie verärgert und raufte sich, ratlos, wie sie war, das sandstürmische Haar, bis sie eines Tages endlich mich zu sich zitierte. Erst sah sie zu Boden und fragte sich laut, was ich wohl 39 gemacht hätte. Ich sah auf meine Schuhe und antwortete, die Frage stelle sich gar nicht, da ich eine 33 trüge, und hätte ich eine 39, wäre ich vermutlich eine Klasse höher oder bei den Großen in der Schule. Meine Lehrerin stellte sich Schuhverkäuferinnenfragen, wenn sie sich ärgerte; es stürmte wohl nicht nur in ihrem Haar, sondern auch in ihrem Kopf, dachte ich. Weiter sagte sie, ich solle aufhören, ihr einen Gefallen zu tun, und so täte man niemandem einen Gefallen. Gut, sie wollte keine Augen mehr im Rücken haben, das war ihre Entscheidung und ihr gutes Recht. Dann holte sie die Beule aus ihrem Ärmel und schnäuzte hinein, da habe ich sie gefragt, ob es immer dasselbe Taschentuch sei. Statt mir zu antworten, knüllte sie die Rotzfahne fest zusammen und schrie mich an, ich solle die Klasse verlassen. Draußen auf dem Flur beschloss ich, dass außer Rotze aus dieser Lehrerin wirklich nichts rauszuholen war. Als ich meiner Mutter die Geschichte mit den Augen im Rücken erzählte, glaubte sie, ich erzähle ihr wieder einen meiner Fantasietage, und rief: »Wie galant, ein Denunziant! Bravo, mein Junge, weiter so, dank Ihnen läuft alles wieder rund!«

Richtig herum lügen, falsch herum lügen, manchmal wusste ich wirklich nicht mehr, wie ich es machen sollte.

Nach dem Schreiben sollten wir lernen, von einer großen Uhr mit Zeigern die Zeit abzulesen, und das, ja, das war wirklich eine schlimme Sache, weil ich von der Uhr meines Vaters, wo die Zahlen nachts leuchteten, schon lange die Zeit ablesen konnte; aber bei einer Uhr mit Zeigern, die weder tags noch nachts leuchteten, konnte ich es nicht. Das hat sicher mit dem Licht zu tun, sagte ich mir. Die Uhr nicht lesen zu können, war schlimm, aber vor allen Leuten die Uhr nicht lesen zu können, war noch schlimmer. Wochenlang prangten Uhren auf allen Chemie ausdünstenden Lehrerfotokopien.

»Wenn du die Uhr nicht lesen kannst, ist der Zug für dich abgefahren!«, sagte die Lehrerin, um die anderen Kinder auf meine Kosten zu belustigen.

Sie bestellte einmal mehr meine Mutter ein, um ihr von meinen Problemen mit dem Zug zu berichten, wobei sie vergaß, die Sache mit meiner Schuhgröße zu erwähnen. Meine Mutter, die auch Probleme mit der Uhr hatte, fuhr aus der Haut und konterte: »Mein Sohn kann die Zeit von der Uhr seines Vaters ablesen, das sollte ausreichen. Hat man denn seit der Erfindung des Traktors schon gesehen, wie Bauern lernen, mit einem Pferd zu pflügen? Das wüsste ich!«

Die Antwort war treffend, aber nach Auffassung der Lehrerin nicht zielführend. Keifend antwortete sie meiner Mutter, wir seien wohl eine Familie von Bekloppten, so etwas habe sie noch nie erlebt und in Zukunft setze sie mich in die letzte Bank, ohne sich weiter um mich zu bemühen.

»An jenem Mittag, wenige Sekunden, nachdem es läutete und erneut die papierne Zeit abgelesen werden sollte, blickte unser Sohn aus dem Fenster. Erleichtert und mit großen Augen sah er, wie in den Rauchschwaden der Lokomotive der schnell kleiner werdende Zug jenes anderen Lebens aus dem überdachten Pausenhof davonfuhr.«

Meine Eltern nahmen mich von der Schule, sie hätten mir eine schöne Vorruhezeit geschenkt, wiederholten sie danach oft.

»Du bist bestimmt der jüngste Ruheständler der Welt!«, sagte mein Vater mit diesem Kinderlachen, das Erwachsene manchmal haben, jedenfalls meine Eltern.

Sie waren begeistert davon, mich ab jetzt immer bei sich zu haben, und ich musste mich nicht mehr vor Zügen fürchten, die ohne mich abfahren könnten. Weder trauerte ich meiner Klasse nach noch meiner Lehrerin mit der stürmischen Frisur und ihrem falschen Ärmelkrebs. Meinen Eltern mangelte es nicht an Ideen, um mich zu unterrichten. In Mathematik behängten sie mich mit Armreifen, Ketten und Ringen, die ich zählen und addieren sollte, und ließen mich alles bis auf die Unterhose wieder ablegen, um die Subtraktion zu üben. Sie nannten diese Übung *Zähltease*, was ich sehr lustig fand.

Sachaufgaben wurden von Vater anschaulich in die Praxis umgesetzt. Er ließ dafür die Badewanne ein, schöpfte mit einer Liter- oder Halbliterflasche Wasser ab und stellte mir einen Haufen Fragen dazu. Bei jeder falschen Antwort goss er mir die Flasche über den Kopf, und die Mathematikstunden endeten häufig in einem großen Geplansche. Außerdem erfanden meine Eltern ein Repertoire an Liedern für die Konjugation, mit dazugehörigen Gesten für die Personalpronomen, sodass ich den Stoff im Handumdrehen lernte und fröhlich das Perfekt tanzte. Abends las ich ihnen die Geschichten vor, die wir uns tagsüber ausgedacht und aufgeschrieben hatten, oder ich erzählte die Geschichten der großen Klassiker nach.

Mein früher Ruhestand hatte den Vorteil, dass wir immer nach Spanien reisen konnten und nicht auf alle warten mussten. Manchmal überkam es uns einfach, das war, wie wenn man plötzlich aufs Klo muss; nur dauerte es ein bisschen länger, alles vorzubereiten. Vater sagte dann morgens: »Henriette, wir packen, heute Abend will ich meinen Aperitif am See trinken!«

Dann warfen wir hunderttausend Dinge in die Koffer und alles flog kreuz und quer. Vater rief: »Pauline, wo sind meine Espadrilles?«

Und Maman antwortete: »Wo sie hingehören, Georges, im Mülleimer!«

Maman warf ihm zu: »Georges, vergessen Sie Ihren Unsinn nicht, den kann man immer brauchen!«

Und Vater antwortete: »Keine Sorge, Hortense, ich habe immer einen in Reserve dabei!«

Wir packten im Viervierteltakt, und irgendetwas vergaßen wir immer, aber wir lachten uns krumm und schief dabei.

Dort drüben war es wirklich sehr anders, auch wenn der Berg ebenfalls im Viervierteltakt lebte: auf dem Gipfel der weiße Firn; darunter das herbstliche Rot und Braun der trockenen Erde und Felsen; dann die fruchtigen Farben des Frühlings auf den Terrassen; und zuunterst die Hitze, die gedämpften Gerüche des Sommers am Ufer, im Tal. Vater sagte, an so einem Berg könnte ich an einem einzigen Tag durch ein ganzes Jahr klettern.

Da wir nach Spanien fuhren, wann immer uns danach war, brachen wir oft auf, wenn die Mandelbäume blühten; und wenn die Orangenblüten fielen, reisten wir wieder ab. In der Zwischenzeit spazierten wir um den See, sonnten uns ganz ohne Fett auf unseren Handtüchern, veranstalteten große Grillabende und empfingen Leute, mit denen meine Eltern zusammen Aperitif tranken. Morgens machte ich mir dann aus den Fruchtresten in den Gläsern Obstsalate, so groß, dass sie kaum in meine Schüssel passten. Die Gäste freuten sich lautstark, dass wirklich die ganze

Zeit Fiesta war, das Leben sei gut so, antwortete Vater.

Schuft besuchte uns in seiner parlamentarischen Sommerpause, er sagte, Senatoren seien wie Kinder, sie bräuchten unglaublich viel Ruhezeiten. Als Zeichen, dass jetzt Urlaub war, setzte er sich einen schönen Strohhut auf und lief den ganzen Tag mit freiem Oberkörper umher, was mich angesichts des Umfangs seines kugeligen Bauchs und der dichten Behaarung darauf sehr beeindruckte. Er saß lange auf der Terrasse, bewunderte die Aussicht, aß und trank Früchte. Wenn der Abend hereinbrach, rief er wieder nach seiner Freundin, und ihr Name hallte durchs ganze Tal: »Caipirowska aa aaa aa!«

Er fand, dass sein Leben erst vollends gelungen wäre, wenn er es fertigbrächte, einen Teller samt allem Drum und Dran auf seinem Bauch abzustellen, darum aß und trank er unentwegt und ließ wirklich nichts unversucht, um sein Leben zur Vollendung zu führen.

Am Anfang seines Aufenthalts wurde er von der vielen Sonne noch röter als gewöhnlich, und Vater sagte, das sei »jenseits der Vernunft«. Nach meiner Vorstellung entsprach die Vernunft daher einem sehr tiefen Rot, einem, das auf der Farbpalette eigentlich nicht zu übertreffen war. Im Laufe der parlamentarischen Sommerpause wurde der Senator dann dunkelbraun. Ich liebte es, ihn zu betrachten, wenn er sein Nickerchen machte und sich auf seinem schwitzenden Bauch winzige Bächlein bildeten, die sich zwischen dem Haar hindurchschlängelten und in den Bauchnabel ergossen.

Schuft und ich vertrieben uns die Zeit gerne bei einer Partie *Kleckerball*. Er hatte sich dieses Spiel eigens für mich ausgedacht: Ich musste mich ihm gegenübersetzen, wir sperrten unsere Münder weit auf und feuerten Ladungen von Oliven mit Anchovisfüllung oder Salzmandeln aufeinander ab. Man musste gut zielen, weil Anchovis in den Augen brennen, Salz auch. Und weil wir gerne lange spielten, waren wir zum Schluss immer sehr vollgekleckert.

Wenn Vater schrieb, begleitete Schuft Maman und mich in die Berge. Am Anfang war es immer das Gleiche: Er lief weit voraus, er sei daran gewöhnt aus seiner Zeit bei der Armee, sagte er, aber kaum verblassten diese Erinnerungen ans Militär, holten wir ihn erst ein und überholten ihn dann, wenn er keine Erinnerung an gar nichts mehr hatte und ihm der Schweiß aus allen Poren rann. Später ließen wir ihn auf einem Felsen zurück und suchten nach wildem Spargel und Rosmarin, Kaktusfeigen, Pinienkernen und Thymian; auf dem Weg nach unten sammelten wir Schuft wieder ein, wenn er getrocknet war.

Schuft konnte auch ernst sein, beispielsweise wenn er mir Ratschläge für die Zukunft gab. Einer davon hat mich stark beeinflusst, weil er von *gesundem Menschenverstand* zeugte, wie er es nannte, wenn etwas schlüssig und wichtig war.

»Mein Kleiner, im Leben gibt es zwei Sorten von Menschen, die sollte man um jeden Preis meiden. Vegetarier und Profiradsportler. Erstere, weil ein Mann, der sich weigert, ein Steak zu essen, in seinem früheren Leben garantiert ein Menschenfresser war. Und Letztere, weil ein Mann, der sich ein Zäpfchen auf den Schädel schnallt und sein Säckel in eine hässliche, grelle Hose zwängt, um auf dem Fahrrad einen Berg hochzustrampeln, nicht ganz bei Trost sein kann. Ich rate dir, junger Mann, solltest du je einem vegetarischen Radsportler begegnen, remple ihn fest um, so gewinnst du Zeit, und nimm die Beine in die Hand!«

Ich war ihm sehr dankbar für seine philosophischen Ratschläge. »Die gefährlichsten Feinde sind die, von denen man es am wenigsten vermutet!«, erwiderte ich anerkennend.

Er rettete mir damit vielleicht das Leben, und schon allein deswegen fand ich, dass das auch von *gesundem Menschenverstand* zeugte.

An Mamans Geburtstag fuhren Vater und Schuft früh am Morgen mit dem Boot hinaus, um auf dem See ein Feuerwerk vorzubereiten. Währenddessen kauften Maman und ich auf dem Markt ein: Flaschen, Schinken, Paella, ganze Tintenfische und Tintenfische, so rund wie Armbänder, Kerzen, Eis, Gebäck und noch mehr Flaschen. Zurück zu Hause, bat Maman mich, sie mit Fantasiegeschichten zu unterhalten, während sie nach dem passenden Kleid für ihren Geburtstagsabend suchte. Das dauerte immer Stunden: Erst probierte sie etwas an und fragte mich nach meiner Meinung, die immer zustimmend ausfiel, dann fragte sie noch den Spiegel, denn der hatte immer das letzte Wort:

»Der Spiegel ist objektiv, er schreckt vor keinem Urteil zurück, manchmal ist es schlimm, aber dafür macht er kein Aufhebens drum.«

Dann zog sie sich wieder aus, schleuderte ihre Kleider durch die Luft, tanzte in Dessous, fand es perfekterweise perfekt, allerdings nicht ganz, also begann sie noch einmal von vorn und schlüpfte in dieselben Kleider, nur in anderer Reihenfolge. Vom See drang in Fetzen der Lärm von den Vorbereitungen herüber, Gelächter, Schreie, manchmal Gebrüll: »Nicht so, Schuu-uu-uuuuft!«, sagte das Echo von Vater.

»Wir gehen uuuntee-eeeer!«, antwortete das von Schuft.

»Proo-oooooost!«, sangen sie im Chor.

Wie durch Zauberei fand Maman wenige Minuten vor Eintreffen der Gäste die richtigen Kleider, das war jedes Mal wieder verblüffend. Noch kurz die Lippen nachgeschminkt und die langen Wimpern gebürstet, und sie war bereit, die Gäste mit der natürlichen Eleganz derjenigen zu empfangen, die so aus dem Schlaf erwacht. Ihre perfekte Erscheinung war auch eine Lüge, aber was für eine!

Bis zum Einbruch der Nacht tranken die Gäste auf der weiß verhüllten Terrasse; man machte sich Komplimente für seine Bräune, die Garderobe und die Gattinnen und beglückwünschte sich zu diesem unglaublichen Wetter, für das im Übrigen niemand etwas konnte. Taugenichts, der ein maßangefertigtes Münzcollier trug, stakste hochmütig zwischen den Gästen herum und scheute sich nicht, kleine Häppchen von gegrilltem Tintenfisch aufzupicken, wobei Olivenöl auf jede Hose in der Nähe spritzte. War dann das letzte Stückchen Sonne hinter dem Berggipfel verschwunden, wehte Bojangles durch die Luft, getragen von Nina Simones warmer Stimme und dem Echo ihres Klaviers. Es war so schön, dass alle verstummten und Maman still beim Weinen zusahen. Ich wischte mit einer Hand ihre Tränen weg, mit der anderen hielt ich ihre Hände. Oft sah ich in ihren Augen die ersten Funken der Raketen, die zischend gestartet waren und nun explodierten. Die ersten Sträuße, die ihre Farben am Himmel versprengten, spiegelten sich im See und es war, als flögen sie zugleich nach oben und unten. Alle bestaunten verdutzt das siamesische Feuerwerk, bis langsam Applaus aufbrandete, erst nur ein schüchternes Klatschen, wie um nicht zu stören, dann wurde es lauter und lauter und vermischte sich mit dem bunten Gedonner am Himmel. Es knallte, krachte und knisterte, zerfaserte langsam und knatterte noch viel lauter wieder los. Als bei der letzten Rakete, die am höchsten, am weitesten, am lautesten flog, die Funkenpailletten auseinandersprühten und langsam in die Sternendecke des Sees sanken, flüsterte Maman mir zu: »He jumped so high, he jumped so high, then he lightly touched down.«

Und dann wurde losgetanzt!

4

»Sie gehen doch nicht schon wieder zur Arbeit? Sie schuften sich noch zu Tode, mein armer Freund. Welcher Tag ist heute?«, hatte sie geseufzt und ihr Kissen losgelassen, um sich an mich zu schmiegen.

»Mittwoch, Eugénie, heute ist Mittwoch, und ich arbeite mittwochs immer, wie übrigens an allen anderen Tagen der Woche«, antwortete ich wie jeden Morgen und genoss es, wie mich ihr warmer, geschmeidiger Körper zurückhielt.

»Richtig, ja, Sie arbeiten mittwochs immer, aber dieser Blödsinn wird doch hoffentlich nicht ein Leben lang dauern?«

»Ich fürchte doch. Vielleicht wissen Sie es nicht, aber es ist das tägliche Los vieler Menschen«, hatte ich geantwortet, während ich mit meinen Fingern versuchte, ihre mürrisch gerunzelten Augenbrauen nach oben zu schieben.

»Dann erklären Sie mir bitte, warum der kleine Nachbar von unten mittwochs nie arbeiten muss?«, wendete sie ein, schob sich auf mich und versenkte ihren fragenden Blick tief in meinen.

»Er ist ein Kind, liebe Freundin, und Kinder müssen bei uns mittwochs nicht in die Schule.«

»Ich hätte ein Kind heiraten sollen statt meinen Großvater, mein Leben wäre erfreulicher gewesen, jedenfalls mittwochs«, jammerte sie und ließ sich zur Seite zurückfallen.

»Ja, das kann ich mir denken, aber das ist schlecht, sehr schlecht. Und außerdem moralisch bedenklich und per Gesetz verboten.«

»Ja, aber die Kinder haben mittwochs ihren Spaß, während ich auf Sie warte und mich langweile. Und warum arbeitet der Herr von der ersten Etage gar nicht mehr? Jeden Tag, wenn ich vom Einkaufen aus dem Laden komme, sehe ich ihn mittags den Müll raustragen. Er bringt seinen Müll weg, seine Augen sind verklebt, und die Haare stehen ihm zu Berge. Er hat immer seinen Sportanzug an, obwohl es unmöglich sein kann, dass er viel Sport macht, er ist dick und rund wie ein Schwein. Erzählen Sie mir nicht, er sei auch ein Kind, sonst glaube ich noch, Sie halten mich für ein dummes Schaf.«

»Nein, bei dem Herrn von der ersten Etage ist das etwas anderes, er ist arbeitslos, und ich könnte mir vorstellen, dass er mittwochs auch lieber arbeiten ginge.«

»Ich Unglücksvogel habe den einzigen Kerl geheiratet, der mittwochs arbeiten muss«, lamentierte sie betrübt und hielt sich die Hand vor die geschlossenen Augen, wie um sich vor dieser erbarmungslosen Wirklichkeit zu verstecken.

»Wenn Sie Beschäftigung brauchen, ich hätte eine Idee ...«

»Sie mit Ihren niederträchtigen Ideen, Sie wollen, dass ich arbeiten gehe! Sie wissen, dass ich es einmal versucht habe. Ich erinnere mich sehr gut daran, es war ein Donnerstagvormittag.«

»Ja, ich weiß, ich erinnere mich auch sehr gut. Sie haben in einem Blumenladen gearbeitet, und man hat Sie nach Hause geschickt, weil Sie sich weigerten, Geld für die Sträuße zu nehmen.«

»Also wirklich, in was für einer Welt leben wir denn? Blumen verkauft man nicht, Blumen sind hübsch und umsonst, man muss sich nur bücken und sie abpflücken. Blumen sind Leben, und soweit ich weiß, verkauft man Leben nicht. Außerdem hat man mich nicht nach Hause geschickt. Ich bin von selbst gegangen, ich wollte es so, ich habe mich geweigert, bei diesem Allerweltsbetrug mitzumachen. Ich habe in der Frühstückspause Reißaus genommen und bin mit dem größten und schönsten Strauß gegangen, den die Welt je gesehen hat.«

»Es ehrt Sie, dass es Ihnen gelingt, Ihre Moralvorstellung mit Ihrem Diebstahl in Einklang zu bringen. Robin Hood, den König der Wälder, kannten wir schon; ich aber habe Robinia geheiratet, die Königin der Blumen! Nein, eher dachte ich mir, wenn Sie nicht arbeiten wollen, könnten Sie wenigstens unserem Nachbarn helfen, eine Beschäftigung zu finden. Unser Adressbuch ist voll mit den Namen wichtiger Leute, und ich wäre nicht mehr der einzige Kerl im Haus, der heute arbeiten müsste.«

»Eine großartige Idee, ich werde ein Essen organisieren und unserem Nachbarn helfen, eine Arbeit zu finden. Ein großes Arbeitsessen! Aber vorher gehe ich mit ihm einen Anzug und Schuhe kaufen, es gehört sich nicht, in Sportsachen und Badelatschen Arbeit zu suchen«, hatte sie gerufen, bevor sie unser Bett in ein Trampolin verwandelte. Luftsprünge, Klatschen, Euphorie. Bestenfalls.

Seit unserer fulminanten ersten Begegnung tat sie sehr charmant so, als ignoriere sie die Wirklichkeit. Beziehungsweise tat ich so, als würde ich glauben, sie mache das absichtlich, denn es wirkte so natürlich bei ihr. Nach der Geschichte mit dem Pool waren wir aus unserer Nobelherberge geflohen und hatten unsere Streiche, eine empörte Gesellschaft und die ertrinkende alte Schachtel hinter uns gelassen. Wir waren die ganze Nacht über gefahren, hatten dabei platsch platsch und gluck gluck gemacht und darüber gelacht wie die Irren.

»Fahren Sie schneller, sonst holen Ihre Lügen uns noch ein«, rief sie, die Arme aus dem Cabrio nach oben gestreckt.

»Ich kann nicht, der Tacho ist am Anschlag, der Motor läuft heiß! Wenn wir so weitermachen, zerschellen wir gleich an Ihrem Wahnsinn.«

Bei der Einfahrt in das Dorf Paradou, mitten in den Alpillen, begann das Auto jämmerlich zu stottern, als flehe es uns um Gnade an, und dann, vor einer Kapelle mit müden roten Türen und verrosteten Beschlägen, gab es ganz den Geist auf.

»Kommen Sie, wir heiraten sofort, nachher vergessen

wir es noch!«, rief sie und sprang rührend ungeschickt, aber stolz über die Wagentür.

Wir heirateten ohne Zeugen und Pfarrer, dafür mit tausend Gebeten, die wir uns selbst ausgedacht hatten. Vor dem Altar sangen und klatschten wir wie bei einer dieser amerikanischen schwarzen Hochzeiten, und auf den Stufen zur Kapelle tanzten wir zu Musik aus dem Autoradio. Es war ein schönes Stück von Nina Simone, ein Stück, das noch immer nachhallt, zu jeder Tages- und Nachtzeit.

Ihr extravagantes Wesen hatte mein Leben und jeden Winkel darin in Beschlag genommen; rund um die Uhr, jeden Augenblick. Dieser Wahn – ich hatte ihn mit offenen Armen empfangen, ihn fest umschlungen und in mich aufgesogen, doch jetzt fürchtete ich, dass er nicht für ewig so mild bliebe. Eine Wirklichkeit gab es nicht für sie. Ich hatte eine Doña Quichotte in Rock und Stiefeln getroffen, die sich jeden Morgen auf ihren Gaul schwang, mit noch halb geschlossenen und geschwollenen Augen, und ihm wie wild auf die Flanken schlug, um ihre fernen, täglichen Mühlen im Galopp zu nehmen. Sie hatte es geschafft, meinem Leben einen Sinn zu geben, indem sie es in ein einziges fortwährendes Chaos verwandelte. Ihr Weg war klar, er folgte tausend Richtungen, zu Millionen Horizonten, und meine Aufgabe war es, das Chaos zu verwalten und den Takt zu schlagen, ihr die Möglichkeit zu geben, ihren Wahnsinn auszuleben und sich um nichts zu kümmern.

Einmal, als wir in Afrika am Wegrand einen verletzten Kranich entdeckten, wollte sie ihn behalten und aufpäppeln. Wir mussten unsere Abreise um zehn Tage verschieben, und als der Vogel schließlich gesund war, wollte sie ihn nach Paris mitnehmen. Sie sah nicht ein, dass man dafür Bescheinigungen brauchte, mit Stempeln und Unterschriften, und Berge von Formularen, um das Tier über die Grenze zu schaffen.

»Wozu dieser ganze Irrsinn? Erzählen Sie mir nicht, dass der Vogel jedes Mal, wenn er über die Grenze fliegt, dieses Formular ausfüllen und sich mit den Beamten herumschlagen muss. Sogar das Leben der Vögel ist ein Martyrium!«, protestierte sie verzweifelt und traktierte den Tisch des Tierarztes mit Stempelattacken.

Ein anderes Mal, als ein Gast bei einem Abendessen freundlich bemerkte, dass sie wohl Luftschloss, nicht Wolkenschloss meine, sah sie ihn mit ihren grünen Augen herausfordernd an und lud ihn ein, bei nächster Gelegenheit mit ihr den Aperitif in ihrem Wolkenschloss einzunehmen.

»In genau einem Jahr trinken wir in unserem Haus in den Wolken Champagner, und Sie geben ihn aus!«

Um die Wette ja zu gewinnen, flogen wir an allen darauffolgenden Wochenenden nach Spanien, bis wir irgendwo hoch droben ein kleines Schloss mit einem Wehrtürmchen fanden, das von den Bewohnern des Nachbardorfes nur träge *el castel* genannt wurde.

Dieses Leben forderte, dass man sich ihm ganz und ausschließlich verschrieb, und als ich ihr endlich das Kind schenkte, nach dem sie jeden Morgen verlangt hatte, wusste ich, dass ich mich eines Tages von meinen

Werkstätten trennen und alles verkaufen müsste, um mich nur noch dieser Aufgabe zu widmen. Mir war bewusst, dass ihr Wahnsinn eines Tages außer Rand und Band geraten könnte, nicht zwingend, aber es war meine Pflicht, mich darauf einzustellen, zumal wenn ein Kind da wäre, denn dann ginge es nicht mehr nur um mein Schicksal, sondern auch um das seine; das wäre vielleicht der Anfang vom Ende, und im Rhythmus dieser Ungewissheit tanzten und feierten wir.

5

Mamans Metamorphose begann nach einem ihrer Geburtstage. »*Es war mit bloßem Auge kaum zu erkennen, aber die Luft wurde dicker, die Stimmung trübte sich ein. Wir sahen es nicht, wir fühlten es nur. Es waren Kleinigkeiten an ihr, ihre Gesten, ihr Augenaufschlag, wie sie klatschte, ein anderes Tempo. Am Anfang, ich will ja nicht lügen, haben wir es wirklich nicht gesehen, nur gefühlt. Wir dachten, sie sei mit ihren Schrullen einfach ein paar Etagen hochgefahren und weiter oben ausgestiegen. Sie erregte sich zwar immer häufiger und es dauerte länger, bis sie sich wieder beruhigte, aber das war nicht weiter bedenklich. Sie tanzte immer noch viel, zwar mit mehr Hingabe und Leidenschaft, aber das war nicht weiter beunruhigend. Sie trank ein paar mehr Cocktails, manchmal auch nach dem Aufstehen, aber gefühlt waren Uhrzeit und Menge wie immer, das änderte nichts am Lauf der Dinge. Also lebten und feierten wir weiter und reisten ins Paradies.*« So hatte mein Vater aufgeschrieben, was passierte.

Es war die Türklingel, die uns das verwandelte Wesen meiner Mutter vor Augen führte. Oder besser gesagt: derjenige, der geklingelt hatte.

Mit eingefallenen Wangen, mit dieser besonderen Gesichtsfarbe, die man von Büroarbeit bekommt, und mit einem Pflichtbewusstsein, das auf seinen Trench abgefärbt hatte, erklärte der Steuer- und Finanzbeamte meinen Eltern, dass sie schon sehr lange nicht gezahlt hatten, so lange nicht, dass er einen dicken Ordner unterm Arm tragen musste, weil sein Kopf dafür nicht ausreichte. Mein Vater hatte lächelnd seine Pfeife gestopft und aus dem Möbel in der Diele, wo das Gemälde des Reiters hing, sein Scheckbuch geholt. Aber die Pfeife fiel Vater aus dem Mund, als der Mann von der Steuer die Summe nannte, zuzüglich ein paar Zerquetschter für Zu-spät-Zahler. Die Zerquetschten allein waren schon gigantisch, und die ganze Summe war umwerfend. Buchstäblich umwerfend, denn Maman ging so wütend auf den Steuermann los, dass er ein erstes Mal zu Boden ging. Vater versuchte, sie zu beruhigen, und packte dann mit einer freundlichen, aber beherrschten Entschuldigung die Steuern beherzt am Ärmel, um ihnen auf die Beine zu helfen.

Doch der Herr von der Steuer empörte sich trotzdem, er stammelte: »Das muss jetzt bezahlt werden! Es ist gut für die Gesellschaft, seine seine seine Steu-Steu-Steu-ern zu zahlen! Sie-Sie-Sie-Sie benutzen ja schließlich auch den Kreisverkehr! Sie sind ja Schmarotzer, skrupellose!«

Maman antwortete ihm mit wildem, nie gehörtem

Gebrüll: »Sie Armleuchter, jetzt beschimpfen Sie uns noch! Mein Herr, wir benutzen keine Kreisverkehre, für wen halten Sie uns! Wir gehen über das Trottoir, aber über Kreisverkehre – niemals! Und außerdem, wenn es so gut ist, Steuern zu zahlen, dann bitte schön, zahlen Sie doch unsere!«

Während Vater Mutter noch ratlos betrachtete und versuchte, seine Pfeife wieder anzuzünden, schnappte sie sich den Regenschirm neben der Tür, spannte ihn auf und jagte die Steuern damit aus der Wohnung. Der Herr von der Steuer wich ins Treppenhaus zurück und schrie: »Das wird Sie teuer zu stehen kommen, das werden Sie teuer bezahlen, Ihr Leben wird die Hölle werden!«

Mit dem Schirm als Schild scheuchte meine Mutter den Schwertträger des Steuerwesens, der sich tapfer knurrend ans Geländer klammerte, die Treppe hinab. Er stürzte, klammerte sich wieder fest, rutschte ab, fing sich erneut. Maman stellte sein Pflichtbewusstsein ernsthaft auf die Probe. Für einen kurzen Moment sah ich sogar in seinem roten, sturen Blick seine lange Karriere vor dem inneren Auge vorbeiziehen. Als es Vater endlich gelang, Maman in den Arm zu nehmen und sie zu stoppen, hatte sie die Steuern schon mehrere Etagen hinabgetrieben. Erst nach zwei weiteren Drohungen über die Sprechanlage zog der Herr Steuer- und Finanzbeamte weiter, um sein Kreisverkehrgeld noch woanders, bei anderen Leuten, einzutreiben. Alle drei lachten wir laut, dann fragte Vater: »Aber Hortense, was war denn mit Ihnen los, was hat Sie geritten? Jetzt werden wir schlimme Scherereien haben.«

»Aber die Scherereien haben wir doch längst, mein armer Georges. Doch, denn Sie sind jetzt arm, Georges, wir alle sind arm. Das ist so trivial, so banal und traurig. Wir müssen unsere Wohnung verkaufen, und Sie fragen noch, was mich geritten hat? Sehen Sie nur, Georges, man hat uns alles genommen. Man wird uns alles nehmen! Alles, keinen Heller haben wir mehr«, antwortete sie. Fahrig blickte sie um sich, wie um sich zu vergewissern, dass die Wohnung noch da war.

»Aber nein, Hortense, wir haben nicht alles verloren, wir finden eine Lösung. In Zukunft öffnen wir schon mal die Post, das könnte nützlich sein«, erklärte mein Vater, mit einem Hauch von Reue über versäumte Buchhaltungsdinge in der Stimme, und warf den Blick in Richtung Papierhaufen.

»Nicht *Hortense*, nicht heute! Sogar meinen Vornamen hat man mir genommen, nicht mal mehr einen Vornamen habe ich«, schluchzte sie und ließ sich auf den Briefberg fallen.

»Der Verkauf der Wohnung bringt mehr ein, als wir Schulden haben, und dann gibt es noch unser Schloss in Spanien, das ist ja kein Straflager. Ich könnte auch wieder arbeiten.«

»Sicher nicht, nur über meine Leiche gehen Sie wieder arbeiten, hören Sie, niemals!«, schrie sie hysterisch und schlug auf die Briefe ein wie ein unzufriedenes, verzweifeltes Baby auf sein Badewannenwasser. »Ich kann meine Tage nicht damit verbringen, auf

Sie zu warten, ich kann nicht ohne Sie leben! Ihr Platz ist hier bei uns. Nicht eine Sekunde, schon gar keinen Tag! Ohnehin frage ich mich, wie die anderen es fertig bringen, ohne Sie zu leben«, flüsterte sie tränenerstickt. Ihre heftige Wut war dumpfer Trauer gewichen, dazwischen lagen nur wenige Silben.

Am Abend betrachtete ich in meinem Zimmer die beiden Betten, von denen ich mich würde trennen müssen, und fragte mich, weshalb der Senator mich nicht auch vor Steuermännern gewarnt hatte. Wenn der nun auch noch Vegetarier und Profiradler gewesen wäre? Allein die Vorstellung machte mir Angst. Mit einem Schaudern erkannte ich, wie viel schlimmer es hätte kommen können, und durchbohrte zielsicher, aber freudlos Claude François mit meinen Pfeilen.

Wir legten Widerspruch ein und baten Schuft, uns zu helfen; so gewannen wir die Zeit, die es brauchte, um die Wohnung zu verkaufen und auszuziehen. Meine Mutter verhielt sich nach dem Steuerschock wieder wie vorher. Beinahe jedenfalls. Manchmal, während eines Abendessens, wurde sie von endlosen Lachkrämpfen geschüttelt, die darin endeten, dass sie sich unter dem Tisch krümmte und auf das Parkett einschlug. Je nachdem, welche Gäste gerade da waren oder worüber gerade gesprochen wurde, stimmte die Tischgesellschaft mit ein oder sagte eben nichts, lachte nicht, verstand nicht. Dann half Vater ihr auf, flüsterte ihr etwas Beruhigendes zu, wischte ihr zärtlich die wild zerlaufene Tusche aus dem Gesicht. Er brachte sie in ihr Zimmer und blieb so lange bei ihr, wie es nötig war. Manchmal blieb er derart lange weg, dass die Gäste gingen, um nicht zu stören. Es waren seltsame, unglückliche Lachkrämpfe.

Die Sache mit Mamans neuem Zustand war, wie Vater sagte, dass man einen Eiertanz aufführen musste. Wir glaubten ihm aufs Wort, denn im Tanzen war er ja Experte. So vergingen Wochen, in denen sie keine Lachkrämpfe, keine Wutkoller hatte – lange genug, um ihre Ausfälle und schlechten Manieren vergessen zu machen. In diesen Zeiten erschien sie uns liebenswürdiger als je zuvor und noch großartiger als früher, was zwar nahezu unmöglich war, aber sie übertraf sich eben selbst aufs Beste.

Die Sache mit Mamans neuem Zustand war, dass er sich nicht nach dem Kalender richtete und nicht nach der Uhrzeit, auch nicht nach einem Termin, sondern frech einfach aufkreuzte. Geduldig wartete er ab, bis alles vergessen war und wir unser altes Leben wieder aufgenommen hatten, dann stand er vor der Tür, ohne zu klopfen, ohne zu klingeln, morgens, abends, beim Essen, nach dem Duschen, bei einem Spaziergang. Wenn es passierte, wussten wir nie, was und vor allem wie es zu tun wäre, obwohl wir uns nach einer Weile daran gewöhnt haben sollten. Wenn jemand einen Unfall hat, kann man in einem Handbuch nachlesen, welche rettenden Maßnahmen zu ergreifen sind, aber hierfür gab es keinen Notfallplan. An diese Dinge gewöhnt man sich nicht. Jedes Mal sahen Vater und ich uns kurz wieder an, als passiere es zum ersten Mal. Dann erinnerten wir uns und blickten uns um, wo dieser Rückfall nun schon wieder hergekommen sein könnte. Er war aus dem Nichts gekommen, und genau da lag das Problem.

Manchmal waren auch wir es, die von Lachkrämpfen geschüttelt wurden, bis uns die Tränen kamen. Einmal bei einem Abendessen beendete ein Gast jede seiner Aussagen mit: »Da verwette ich meine Unterhose drauf.« Da stand Maman auf, raffte ihren Rock, zog ihren Slip herunter und warf ihn dem Wettkönig ins Gesicht, mitten auf die Nase. Leise war der Slip über den Tisch geflogen und auf seiner Nase gelandet, einfach so, beim Essen. Für einen Moment lang war es still, dann rief eine Dame: »Sie hat den Verstand verloren!«

Worauf meine Mutter ihr Glas in einem Zug leerte und antwortete: »Nein, Madame, ich habe nicht den Verstand verloren, höchstens meinen Slip.«

Es war Schuft, der uns vor dem Desaster rettete. Er brach in lautes Gelächter aus und steckte den ganzen Tisch damit an, und so wurde aus einer beginnenden Tragödie schlicht der Schwank vom fliegenden Slip. Hätte Schuft nicht gelacht, hätte es niemand getan, soviel ist sicher. Wie allen anderen waren auch Vater vor Lachen die Tränen gekommen, doch er verbarg als Einziger sein Gesicht.

Ein anderes Mal, als ich morgens beim Frühstück saß und meine Eltern die Nacht durchgemacht hatten – im Salon lungerten noch einige Tänzer herum und gaben seltsame Laute von sich; Schuft schlief auf dem Küchentisch, die Nase auf seiner Zigarre, die Zigarre schlapp im Aschenbecher; Taugenichts drehte seine Runden vor den Schlafkojen der am Abend abtrünnig Gewordenen, um sie zu wecken –, da kam meine Mutter nackt, mit nichts als hohen Schuhen an den Füßen, aus dem Badezimmer. Allein der Qualm ihrer Zigarette verhüllte ungleichmäßig und für kurze Momente ihr Gesicht. Sie suchte auf dem Möbel in der Diele nach ihrem Schlüssel und verkündete meinem Vater, als wäre nichts, dass sie Austern und mehr Muscadet für die Gäste besorgen gehe.

»Aber Elsa, ziehen Sie sich etwas an, Sie werden frieren«, sorgte sich Vater lächelnd.

»Sie haben natürlich recht, Georges, was täte ich ohne Sie! Ich liebe Sie, wissen Sie das?«, antwortete sie und griff nach einer Schapka am Garderobenhaken. Als wäre nichts.

So verschwand sie durch die Tür, die der Wind kurz darauf krachend hinter ihr zuschlug. Vater und ich blickten ihr vom Balkon aus nach, wie sie majestätisch ausschritt und erhobenen Hauptes, ganz Herrin über das Trottoir, alle Blicke ignorierte, ihre Zigarette wegschnippte, dann die Schuhe auf der Fußmatte abstreifte und die Fischhandlung betrat. Als sie im Laden war, murmelte Vater mit verschleiertem Blick seine verspätete Antwort: »Ich weiß, dass Sie mich lieben, aber was soll ich mit dieser Amour fou anfangen? Was nur?«

Als Maman dann aus dem Laden trat und in unsere Richtung lächelte, als hätte sie uns gehört, mit einer Platte Austern auf dem einen Arm und unter dem anderen zwei Flaschen Wein, die sie an ihren Busen drückte, seufzte er: »Ein Wunder … Ich kann mich doch nicht um dieses Wunder bringen, das kann ich nicht … Es ist auch mein Wahnsinn.«

Maman stürzte sich bisweilen mit verblüffender Begeisterung in die verrücktesten Vorhaben. Dann erstarben zuerst ihre Begeisterung und als Nächstes die Vorhaben, bis nur die Verblüffung blieb.

Als sie einen Roman schreiben wollte, bestellte sie ganze Kartons voller Stifte und Papier, eine Enzyklopädie, einen großen Schreibtisch und eine Lampe. Auf der Suche nach mehr Inspiration schob sie den Schreibtisch vom einen Fenster zum anderen und stellte ihn am Ende doch an die Wand, wo sie sich bessere Konzentration erhoffte. Hatte sie sich dann endlich hingesetzt, war sie weder konzentriert noch inspiriert. Wütend pfefferte sie Papierstapel durch die Luft, zerbrach Stifte, trommelte mit den Händen auf den Tisch und löschte das Licht. Der Roman war schon zu Ende, bevor sie auch nur einen Satz zu Papier gebracht hatte.

Als Nächstes setzte sie sich in den Kopf, die Wohnung zu streichen, um aus den Taschen eines möglichen Käufers noch den letzten Cent rauszuholen. Sie bestellte eimerweise Farbe und Farbrollen, Pinsel, giftiges Zeug, eine Leiter, Klebeband und einen Tritt und jede Menge Plastikfolie, um Parkett, Möbel und Wandvertäfelung zu schützen. Nachdem sie dann die gesamte Wohnung mit Folie ausgelegt und auf allen Wänden sämtliche Farben mit kleinen Tupfern ausprobiert hatte, gab sie auf. Es helfe ja nichts, sagte sie, es sei doch alles verloren, gestrichen oder nicht, die Wohnung müsse verkauft werden. Wochenlang fühlte es sich an, als lebten wir zusammen mit luftdicht verpackten, kalten Lebensmitteln, wie in einer riesigen Gefriertruhe.

Immer wieder versuchte Vater, sie zur Räson zu bringen, aber sie tat alles mit einer solchen Selbstverständlichkeit und sah ihn bei Problemen so arglos an, dass er sich geschlagen geben und ohnmächtig zusehen musste, wie seine Frau in dem Maße verschwand, wie ihre Projekte im Sande verliefen. Das Problem war, dass sie völlig den Kopf verlor. Der sichtbare Teil saß natürlich fest auf ihrem Hals, nur der Rest verschwand irgendwohin. Die Stimme meines Vaters reichte als Beruhigungsmittel nicht mehr aus.

Es war ein ganz normaler Vormittag, an dem sich unser gemeinsames Leben in Rauch auflöste. In anthrazitfarbenen, chemischen Rauch. Vater und ich erledigten den Einkauf, bedeutungslose Dinge wie Wein, Putzmittel und Brot, was man eben so braucht, da wollte er unbedingt noch zu Mamans Lieblingsblumenladen. »Madeleine liebt diese Sträuße, es ist nicht um die Ecke, aber ihr Glück ist den Umweg wert.«

Der Umweg dauerte lange, Staus, pingelige Kunden, unsere eigene sorgfältige Auswahl und ein harmonisches Arrangement, wieder Stau, Parkplatzsuche und dann, in unserer Straße, eine Wolke. Aus unserem Wohnzimmerfenster in der vierten Etage stieg eine dicke graue Rauchsäule in die Luft, begleitet von hochschlagenden Flammen, die von zwei Feuerwehrmännern auf gigantischen Leitern verzweifelt bewässert wurden. Bevor wir zum Löschfahrzeug mit seinen schrillen Sirenen vordringen konnten, mussten wir uns durch die Meute dichtgedrängter Schaulustiger kämpfen, die sich in ihrem Treiben von unseren Schreien und Ellenbogenhieben mächtig gestört fühlte.

»Langsam! Hier wird nicht gedrängelt, junger Mann, ist sowieso zu spät, gibt nichts mehr zu sehen«, maßregelte mich trocken ein Alter, der mir mit seinem Arm den Weg versperrte, als ich versuchte, ihn beiseitezuschieben, um voranzukommen.

Letztlich war er so freundlich, mich durchzulassen, allerdings brüllte er, denn ich hatte seinen Daumen zwischen den Zähnen.

»Oh! Blumen! Wie lieb von euch«, rief Maman, die unter einer goldenen Folie auf einer Trage lag.

Ihr Gesicht war schwarz und grau und von weißem Staub verschmiert, aber sie wirkte nicht verängstigt.

»Es ist alles geregelt, meine Lieben, ich habe alle unsere Erinnerungen verbrannt, wenigstens die können sie uns nicht mehr nehmen! Ich gebe zu, es war ganz schön heiß da drin, aber jetzt ist es wenigstens vorbei«, erklärte sie zufrieden und vollführte dabei mit den Händen eine wirre Choreografie. Auf ihren entblößten Schultern klebten Kügelchen aus verbranntem Plastik.

»Es ist vorbei, es ist vorbei«, wiederholte Vater, der offenbar nicht wusste, was er tun sollte, außer ihr den Staub von der Stirn zu wischen und sie forschend anzusehen, er stellte keine Fragen, gab ihr keinen Namen.

Auch ich wusste nicht, was ich sagen sollte, also herzte ich sanft, in stiller Zuneigung, ihre geschwärzten Hände.

Der Einsatzleiter der Feuerwehr erklärte uns, dass Maman den Briefberg und sämtliche Fotos aus der Wohnung im Salon aufgehäuft habe; dass sie alles angezündet und sich unser Salon wegen der Plastikfolie überall sofort in einen riesigen Heizkessel verwandelt habe; dass sie ganz ruhig in einer Ecke der Diele gesessen habe, mit einem Plattenspieler und einem panischen großen Vogel im Arm; dass sie Verbrennungen von lichterloh loderndem Papier erlitten habe, wenn auch keine schlimmen; nur der Salon sei betroffen, der Rest der Wohnung nicht. Kurz, der Feuerwehrmann erklärte uns, dass alles fast gut war. Was noch zu beweisen blieb.

Den Beweis dafür, dass alles fast gut war, hat uns niemand erbringen können. Auch nicht die Polizisten, die Maman lange befragten und angesichts ihrer entwaffnenden Unverfrorenheit und erstaunlichen Aussagen die Hände über dem Kopf zusammenschlugen.

»Ich habe nur das vernichtet, was ich für mich behalten wollte. Ohne diese dummen Plastikplanen wäre das alles nicht passiert.«

»Nein, ich habe nichts gegen die Nachbarn, wenn ich sie hätte anzünden wollen, hätte ich in ihrer Wohnung Feuer gemacht, nicht in unserer.«

»Ja, es geht mir ausgezeichnet, danke, ist dieses Affentheater bald vorbei? So ein Rummel wegen ein bisschen verbranntem Papier!«

Vater sah zu, wie sie ruhig lächelnd auf die Fragen antwortete, und nahm meine Hand, damit ich ihn nicht alleine ließe. Sein Blick war matt. Die Feuerwehr hatte restlos alles erstickt und gelöscht, auch das Leuchten in seinen Augen. Vater bekam mehr und mehr Ähnlichkeit mit dem preußischen Reiter auf dem Gemälde in der Diele; sein Gesicht war jung, aber leicht spröde; seine Kleidung war vornehm, aber verblasst; man konnte ihn ansehen, aber nichts fragen; er wirkte wie aus einer anderen Zeit, seine Zeit war gerade zu Ende gegangen, seine Zeit war vorbei.

Auch die Klinik war uns den Beweis schuldig geblieben, dass alles fast gut war. Einzig Maman fand, dass alles zum Besten stand.

»Warum sollten wir heute Nachmittag in dieses deprimierende Haus gehen, wo wir doch tanzen könnten! Der Salon ist verriegelt, aber wir könnten im Esszimmer Platz schaffen! Wir legen Bojangles auf, die Platte ist nicht verbrannt! Es ist so schön draußen, wollen Sie nicht anderswo mit mir spazieren gehen?«

»Sie sind langweilig«, hatte sie gemurrt, bevor sie einwilligte, uns zu begleiten.

Als wir ankamen, sagte sie dem besorgt dreinschauenden Arzt ins Gesicht: »Mein armer Alter, ich weiß nicht, wem von uns beiden es schlechter geht, aber wenn Sie einen Nachmittag Zeit hätten, würde ich Ihnen raten, sich in Therapie zu begeben. Sicher, Sie werden mir sagen, es kann nicht ohne Auswirkungen bleiben, wenn man den ganzen Tag mit psychisch Kranken zusammen ist. Aber sogar Ihr Kittel sieht schlecht aus.«

Vater musste schmunzeln über diese Bemerkung, ganz im Gegensatz zum Arzt, der meine Mutter schräg ansah und darum bat, alleine mit ihr sprechen zu dürfen. Das Gespräch dauerte drei Stunden, während derer die Pfeife meines Vaters unaufhörlich qualmte und wir vor dem großen deprimierenden Gebäude auf und ab gingen. Er sagte: »Du wirst sehen, der Albtraum ist bald zu Ende, alles wird gut, sie wird wieder zu Verstand kommen und wir zu unserem alten Leben. Ihren Humor hat sie nicht verloren, und jemand, der so komisch ist, ist noch lang nicht am Ende!«

Er wiederholte das so oft, dass ich ihm schließlich glaubte und er sich selbst auch, und als der Arzt kam und um ein Vieraugengespräch bat, zwinkerte er mir zu. Bald ist der Albtraum vorbei, sollte das heißen.

Der Arzt war allerdings anderer Ansicht, und als mein Vater aus dem Sprechzimmer trat, sah ich in seinem

Gesicht, dass das Augenzwinkern eine unfreiwillige Lüge gewesen war.

»Sie werden deine Mutter einige Zeit zur Beobachtung hierbehalten, das ist einfacher. Dafür wird sie dann ganz gesund sein, wenn sie wieder bei uns ist, daheim. Noch ein paar Tage, dann haben wir es geschafft, wir könnten bis zu ihrer Rückkehr den Salon wieder herrichten. Du darfst die Farbe aussuchen, du wirst sehen, das wird lustig!«, sagte er, aber seine traurigen, sanften Augen sprachen eine andere Sprache.

Wenn es darum ging, mir etwas Nettes zu sagen, konnte mein Vater auch ganz gut lügen.

6

Die Ärzte erklärten uns, dass man sie vor sich selbst schützen müsse, um die anderen zu schützen. Solche Sätze konnten nur Hirnärzten einfallen, sagte Papa. Maman kam in die zweite Etage, da wohnten alle, die aus ihrem Oberstübchen auszogen. Die meisten waren gerade dabei auszuziehen, ihr Geist verabschiedete sich Schritt für Schritt, also warteten sie ab, bis die Bude besenrein war, und lutschten solange Tabletten. Auf dem Gang waren viele Leute, die von außen vollmöbliert und völlig normal wirkten, innen aber fast leergeräumt waren.

Die zweite Etage war wie ein riesiger Wartesaal für die dritte Etage, die der Kopflosen. Dort waren die Patienten sehr viel lustiger. Sie hatten den Umzug hinter sich gebracht, die Medikamente hatten alles leergefegt, außer Wind und Wahnsinn war nichts mehr da. Wenn Papa mit Maman allein sein wollte, um einen Gefühlsblues zu tanzen oder Dinge zu tun, die Kinder nichts angingen, spazierte ich sehr gerne auf der Etage über uns umher.

Da oben gab es Sven, meinen holländischen Freund, der in einem Satz zwei Dutzend Sprachen gleichzeitig sprach. Er sah komisch aus und er spuckte schrecklich beim Sprechen, denn er hatte ganz vorne einen seltsamen Zahn, der immer wirkte, als würde er gleich ausfallen. Sven war in seinem früheren Leben Ingenieur gewesen und schrieb darum massenhaft Statistiken in sein Schulheft. Es gab viele wichtige Dinge, über die er aus dem Häuschen geriet. Zum Beispiel notierte er seit Jahren alle Ergebnisse von Polospielen, man konnte ihn nach jedem Spielstand fragen, er musste nur in seinem Heft blättern und fand, wie durch ein Wunder, auf einer Seite in eine Ecke gekritzelt, das Ergebnis, es war verblüffend. Er interessierte sich auch für das Leben der Päpste, und da war es genauso, er konnte sagen, woher sie stammten, wann sie geboren waren und wie lange sie regiert hatten.

Sven war ein wandelndes Lexikon, in seinem Kopf hatten die Medikamente wohl einen Raum übersehen, der bis oben hin vollgestellt war.

Es gab etwas, das Sven besonders gern mochte, und das waren Chansons. Er lief herum wie eine wandelnde Jukebox, mit seinem Walkman am Gürtel und den Kopfhörern um den Hals. Wenn er sang, trat ich immer etwas zurück, aus Angst, dass sein Zahn schlapp machte und er ihn mir ins Gesicht spuckte. Er sang gut und sehr laut, er war mit ganzem Herzen dabei und sein Mund wurde vor Freude wässrig. Einmal hat er sogar etwas von Claude François gesungen, irgendwas von einem Hammer, da verstand ich zum ersten Mal, warum Papa aus dem eine Zielscheibe gemacht hatte, solche Dinge zu singen war wirklich unmenschlich. Hätte ich einen Hammer gehabt, ich hätte Svens Walkman kaputt gehauen, um diese miese Schnulze nicht mehr hören zu müssen. Doch abgesehen davon mochte ich Svens Lieder sehr, ich wurde nie müde, ihm beim Singen zuzuhören, vor allem, wenn er die Arme ausbreitete und dabei Flugzeug spielte. Ich hätte nichts dagegen gehabt, mit ihm abzuheben, Sven war lustiger als alle Ärzte und Schwestern zusammen.

Dann war da noch Noppe. Den Namen habe ich mir ausgedacht, weil sie mir nie geantwortet hat, wenn ich sie danach fragte. Also musste ein Name her, denn schließlich hat jeder das Recht auf einen Vornamen oder zumindest einen Spitznamen, dann kann man wenigstens vorgestellt werden. Mit Noppe war es einfach, die kleinen Helferchen hatten den Umzug perfekt erledigt, nicht ein einziger Karton war stehen geblieben, jetzt war sie Vollzeitkopflose. Sie hatte immer etwas Noppenfolie zwischen den Fingern, wie übrig geblieben vom Umzug, und verbrachte ihre Tage damit, die Noppen zu zerdrücken, an die Decke zu gucken und Pillen zu schlucken. Sie bekam ihre Medikamente durch den Arm, weil ihr Appetit nicht mehr ausreichte. Ihr Arm konnte literweise davon aufnehmen und wurde kein bisschen dicker, sie war wirklich eine komische Frau. Eine Schwester erklärte mir, dass Noppe vor ihrem Umzug böse Dinge getan habe und die Tabletten ihre Dämonen daran hindern sollten, sich in ihrem Kopf wieder einzurichten. Sie drückte die Luft aus den Noppen, weil ihr Kopf schon so voll war damit, so war sie immer in ihrem Element.

Wenn mir Svens Lieder zu den Ohren herauskamen, ging ich zu Noppe, um mit ihr an die Decke zu gucken und dabei dem Ploppen der Noppen zuzuhören, das war sehr entspannend. Manchmal kam Noppe die Luft von überall raus, dann musste man wirklich schnell wegrennen, dagegen gab es nämlich keine Medizin.

Noppe hatte oft Besuch von Joghurt, das war ein komischer Typ, der sich für den Präsidenten hielt. Seinen Spitznamen hatte nicht ich ihm gegeben, sondern das Klinikpersonal, weil alles an ihm überquoll und schwabbelte wie Quark, man hatte wirklich das Gefühl, er würde an Ort und Stelle zerfließen. Sein Hirn war auch ausgezogen, aber die Medikamente hatten ihm schon Nachmieter für seinen Kopf besorgt. Joghurt hatte üble Warzen im Gesicht und immer Kekskrümel am Mund, es war wirklich widerlich. Um über seine Hässlichkeit hinwegzutäuschen, trug er Pomade auf und frisierte sich mit seinen paar gefärbten Haaren eine Tolle, er dachte wohl, es sei schick, einen Rabenflügel auf dem Kopf kleben zu haben.

Joghurt kam Noppe regelmäßig besuchen, und in der Klinik sagten alle, dass er etwas für sie empfinde. Stundenlang sah er ihr zu, wie sie vor sich hin lallte und Noppen ploppen ließ, und erzählte ihr von seinem Präsidentenamt. Alles, was er sagte, begann mit *ich, ich, ich, ich*, das war auf die Dauer wirklich ermüdend. In den Gängen drückte er jedem mit komisch ernsthafter Miene die Hand, um sich Stimmen zu sichern. Jeden Freitagabend fand eine von ihm organisierte Versammlung statt, auf der er von seinem Amt palaverte, danach wurde gewählt, mit einer Pappschachtel als Urne. Da kam jedes Mal Stimmung auf, obwohl er nur immer gewählt wurde, weil er der einzige Kandidat war. Sven zählte die Stimmzettel aus und notierte alles in seinem Heft, bevor er die Ergebnisse vorsang und Joghurt auf einen Stuhl kletterte, um mit stolzer Miene seine Siegesrede zu halten. Papa sagte, Joghurt habe den Charme eines Spülküchenschemels, aber letztlich mochten ihn alle. Als Präsident war er lächerlich, aber Patienten gab es schlimmere.

Am Anfang langweilte Maman sich fürchterlich in der zweiten Etage, sie sagte, in der dritten sei es besser, auch wenn man dafür schon komplett bekloppt sein müsse. Ihre Stationsnachbarn deprimierten sie, und sie beklagte sich, dass sie von den Medikamenten auch nicht lustiger wurden. Mamans Zustand veränderte sich ständig. Einen Tag empfing sie uns liebenswürdig, wenn wir kamen, und wurde hysterisch, wenn wir gingen. Am anderen Tag war es umgekehrt und es war schwierig, wenn wir noch bleiben wollten; wir mussten erst geduldig abwarten, bis sie sich beruhigt hatte, was sehr lange dauern konnte. Papa lächelte in dieser Zeit immer unbeirrt, ich bewunderte ihn dafür und fand es beruhigend, aber meine Mutter regte es an schlechten Tagen sehr auf. Solche Dinge können einen schon ziemlich mitnehmen.

Glücklicherweise hatte Maman ihren Humor nicht verloren. Häufig äffte sie für uns ihre Nachbarn nach, schnitt Grimassen, sprach in Zeitlupentempo oder schlurfte umher. Eines Nachmittags kamen wir zu Besuch und trafen Maman in einer lebhaften Unterhaltung mit einem kleinen Glatzkopf an, der sich die Hände knetete und dabei auf ihre Füße guckte. Er war bemerkenswert: Sein Gesicht war so zerknittert, wie sein Schädel glatt war.

»Georges, Sie kommen genau richtig! Darf ich Ihnen meinen Liebhaber vorstellen? Man sieht es ihm nicht an, aber wenn er will, kann er sehr feurig sein!«, rief sie und streichelte ihrem Gesprächspartner über die Glatze, woraufhin der laut auflachte und nickte.

Papa trat auf ihn zu, gab ihm die Hand und antwortete: »Danke, mein lieber Freund, ich möchte Ihnen einen Handel vorschlagen: Sie dürfen sich kümmern, wenn sie schreit, und ich kümmere mich, wenn sie lächelt. Sie wären durchaus im Vorteil, sie verbringt nämlich weit mehr Zeit mit Schreien als mit Lächeln.«

Maman lachte lauthals, Papa und ich auch, und der Glatzkopf stimmte ein und übertönte uns alle.

»Nun gehen Sie schon, Sie großer Irrer, und kommen Sie in einer Stunde wieder, man kann nie wissen, ob ich nicht Lust bekomme, zu schreien!«, rief sie dem Glatzkopf hinterher, der aus dem Zimmer ging und sich vor Lachen die Seiten hielt.

Ein anderes Mal, als wir kamen, hing sie sabbernd im Sessel, den Kopf vornüber und die Arme schlaff herabhängend. Papa fiel vor ihr auf die Knie und brüllte nach einer Schwester, aber da richtete Maman sich schon wieder auf und grinste kindisch. Diesmal war sie die Einzige, die sich amüsierte, Papa war kreidebleich geworden, und ich hatte angefangen zu weinen wie ein Baby, uns beiden war gar nicht zum Lachen zumute. Ich hatte so einen Schrecken bekommen, dass ich böse wurde. Ich sagte ihr, dass es sich nicht gehöre, mit Kindern solche Späße zu treiben. Da herzte sie mich, um sich zu entschuldigen, und Papa fand, meine Wut sei klug und gesund.

Mit der Zeit wurde Maman zur Anführerin in der zweiten Etage. Sie regierte mit guter Laune, gab Anweisungen, verteilte Ehrenbekundungen, hatte ein Ohr für Beschwerden und kleinere Unglücksfälle und gab jederzeit gute Ratschläge. Als Papa ihr vom Dreikönigstag eine Pappkrone mitbrachte, wies sie diese allerdings lachend mit der Begründung zurück: »Ich bin die Königin der Irren, bringen Sie mir besser einen Trichter oder ein Sieb; einem jeden das, was ihm zusteht!«

Der gesamte Hofstaat machte ihr in ihrem Zimmer die Aufwartung, es war ein Ritual. Ihre Verehrer zogen auf und brachten Bilder und Schokolade, Gedichte und Blumensträuße aus dem Park, an denen manchmal noch Wurzeln hingen, oder sie wollten ihr einfach nur beim Reden zusehen. Mamans Zimmer war wie ein Miniaturmuseum und ein Riesensaustall zugleich, es war alles voll, und überall stand etwas herum. Einige warfen sich richtig in Schale für diese Besuche, es sei rührend, sagte Papa, der auf die Irren ganz und gar nicht eifersüchtig war. Er klatschte in die Hände, wenn wir das Zimmer betraten, und die Verehrer verdrückten sich, mit gesenktem Kopf die einen, Entschuldigungen murmelnd die anderen.

»Bis später, meine Goldschätzchen!«, sagte Maman und winkte ihnen nach, wie man es zum Abschied am Bahnhof tat.

Es kamen auch Frauen, nur weniger, und im Allgemeinen wollten sie mit Maman Tee trinken und ihr zuhören, wenn sie aus ihrem früheren Leben erzählte. Sie riefen immer *Ohhhh!* und *Ahhhh!* und machten große Augen, was bei Mamans Leben nicht weiter verwunderlich war. Sogar die Schwestern waren sehr bemüht um sie; im Gegensatz zu den anderen durfte Maman selbst bestimmen, was sie essen wollte, das Licht löschen, wann es ihr gefiel, und sogar im Zimmer rauchen, allerdings nur bei geschlossener Tür. Alles in allem hatten wir das Gefühl, dass es ihr besser ging, und vergaßen darüber ganz, dass uns noch ein anderer Umzug bevorstand.

Denn nicht nur Maman zog aus ihrem Kopf aus und um, sondern auch wir aus unserer Wohnung, und das war beinahe ebenso deprimierend. Ewig alte Erinnerungen mussten in Kartons verstaut, sortiert und manchmal in den Müll geworfen werden. Sachen in den Müll zu werfen war wirklich das Allerschwierigste. Papa hatte eine Mietwohnung in derselben Straße gefunden, die aber viel kleiner war, weswegen wir sehr viele Müllbeutel füllen mussten. Schuft war gekommen, um uns zu helfen, nur leider war er dazu ganz und gar nicht zu gebrauchen. Manchmal holte er die Sachen wieder aus der Tüte heraus und schimpfte mit uns: »Das könnt ihr nicht wegschmeißen, das kann man noch brauchen!«

Er machte auf die Weise Arbeit zunichte, die uns ohnehin schwerfiel, und es war schmerzlich, die Sachen ein zweites Mal in die Tüte zu stecken und Auf Wiedersehen zu sagen. Wir konnten nicht alles behalten, in der anderen Wohnung war nicht genug Platz, das sei eine Frage der Mathematik, sagte Papa, der etwas davon verstand. Selbst ich hatte längst begriffen, dass das Wasser aus einer Badewanne nicht in eine Plastikflasche passte. Eine Frage der Mathematik, aber für den Senator eher eine Frage von gesundem Menschenverstand.

Seit Mamans Einweisung war Papa sehr tapfer gewesen. Er lächelte immer, und wir verbrachten viel Zeit zusammen, er spielte und unterhielt sich mit mir, unterrichtete mich in Geschichte und Kunst und brachte mir mit einem alten Rekorder und Kassetten, die sich surrend drehten, Spanisch bei. Er nannte mich *señor*, ich nannte ihn *gringo*, und wir versuchten, mit Taugenichts Corridas zu veranstalten, aber es funktionierte nicht, mit dem roten Handtuch war es wie mit der Stoppuhr, es kümmerte den Vogel kein bisschen. Erst stierte er es an, senkte den Kopf, wand seinen Hals und rannte dann in die entgegengesetzte Richtung davon. Taugenichts taugte einfach nicht zum Stier, aber man konnte es ihm nicht verübeln, er war dafür nicht ausgebildet worden.

Nachdem der Salon renoviert worden war, strichen Papa und ich wie geplant die Wände, er meinte, ich solle eine Farbe aussuchen, egal, welche, schließlich würden wir dort nicht mehr wohnen. Also entschied ich mich für Vogelkackegrün, auf die Idee hatte mich Taugenichts gebracht. Beim Gedanken an das Gesicht der neuen Eigentümer, wenn sie ihren dunklen und deprimierenden Salon entdeckten, mussten wir sehr lachen.

Papa ging häufig mit mir ins Kino, auf die Art konnte er im Dunkeln weinen, ohne dass ich es sah. Am Ende des Films bemerkte ich sehr wohl seine roten Augen, tat aber, als wäre nichts. Beim Umzug verlor er aber gleich zweimal die Beherrschung und weinte mitten am Tag. Bei Tageslicht zu weinen ist wirklich etwas anderes, der Traurigkeitsgrad ist ein anderer.

Das erste Mal war es wegen eines Fotos, des einzigen, das Maman vergessen hatte zu verbrennen. Es war kein sehr gelungenes und kein besonders schönes Bild, Schuft hatte uns drei zusammen mit Taugenichts auf der Terrasse in Spanien fotografiert. Maman hockte auf dem Geländer, Strähnen fielen ihr ins Gesicht und sie lachte lauthals, Papa zeigte mit dem Finger auf den Fotografen, wahrscheinlich weil er nicht wollte, dass er abdrückte, ich hatte die Augen geschlossen und kratzte mich, und Taugenichts drehte neben mir der Kamera den Rücken zu, weil es ihm völlig egal war, ob er fotografiert wurde oder nicht. Alles war verwackelt, nicht einmal die Landschaft im Hintergrund war zu erkennen. Es war kein besonders bedeutsames Foto, aber das letzte, das einzige, das sich nicht in Rauch aufgelöst hatte. Papa hatte mitten am Tag angefangen zu weinen, weil alles, was uns von den guten Tagen blieb, ein misslungenes Foto war. Das zweite Mal weinte er im Fahrstuhl, nachdem wir den neuen Eigentümern die Schlüssel übergeben hatten. In der vierten Etage schlugen wir uns noch auf die Schenkel vor Lachen, das Gesicht der Neuen war wirklich zum Schießen gewesen, als sie uns beim Damespielen auf dem Boden der Diele erwischten, noch dazu mit einem großen Vogel, der wie wild umherrannte und schrie wie ein Irrer; aber das Beste war, wie sie sich zähneknirschend für die vogelkackegrüne Sauerei im Salon bedankt hatten. In der zweiten Etage klang Papas Lachen dann schon weniger fröhlich, und im Erdgeschoss waren nur noch lange, unglückliche Schluchzer zu hören. Er blieb noch lange in der Kabine, während ich im Treppenhaus vor der geschlossenen Tür auf ihn wartete.

Die neue Wohnung war schön, aber viel weniger lustig als die alte. Es gab nur drei Zimmer, und der Flur war so winzig, dass wir uns berührten, wenn wir aneinander vorbeimussten. Er war außerdem dermaßen kurz, dass ich mit der Nase schon an der Wohnungstür klebte, bevor ich richtig Anlauf nehmen konnte. Vom Efeuschrank war nur der Efeu geblieben, weil der Schrank für den Salon zu groß gewesen war. Jetzt lag der Efeu am Boden und der Schrank beim Sperrmüll, und alle beide hatten ihren Charme verloren. Um das große blaue Polstersofa, die beiden Lehnstühle, den Sandtisch und den Hauptstadtaufkleber-Koffer im Salon unterzubringen, hatten wir alles in alle Richtungen schieben müssen, es war wie ein Puzzle, das Tage dauerte, bis schließlich klar war, dass alles unmöglich passen konnte, und so wurde der Koffer zum Vermodern in den Keller getragen. Im Esszimmer mussten wir den großen Tisch durch einen kleineren ersetzen, an dem für Gäste kein Platz mehr war. Einen Platz hielten wir frei für Maman, dann war da einer für Papa, einer für mich und einer für Schuft, der es nämlich trotz aller Bemühungen noch immer nicht schaffte, seinen Teller mit allem Drum und Dran auf seinem Bauch abzustellen, es hielt einfach nicht. Oder doch, abstellen konnte man ihn schon, wir versuchten es bei jeder Mahlzeit wieder, aber er rutschte immer runter. In meinem Zimmer stand jetzt nur noch das mittlere Bett, weil ich mit dem großen keinen Zentimeter Platz mehr für meine Spielsachen gehabt hätte. Wir zielten noch immer auf Claude François, nur war der Abstand zu kurz, die Pfeile trafen seinen Kopf sogar blind. Selbst Claude François war weniger lustig in dieser Wohnung. Die großen Blumentöpfe hatten einem mickrigen Kasten weichen müssen, in dem Minze für Papas und Schufts Cocktails wuchs. Das Badezimmer war lächerlich winzig. Schuft konnte sich weder drehen noch atmen, rein ging er im Krebsgang, raus kam er schwitzend und rot wie ein Hummer. Immer wenn er etwas zu Boden warf, hörte man ihn erst fluchen, dann brüllen, weil er bei dem Versuch, die Sachen aufzuheben, nur noch mehr zu Boden stieß. Duschen gehen war für ihn schlimmer geworden, als in der Armee zu dienen. Und was den armen preußischen Reiter anging, so stand der, ohne Rücksicht auf seinen Rang, auf dem Boden. Aus zahlreichen Schlachten war er siegreich hervorgegangen, seine Uniform war mit Auszeichnungen behängt, und jetzt endete er auf dem Boden, wie ein beliebiger Putzlappen, und blickte auf einen Wäscheständer voller Socken und Unterhosen, es war traurig anzusehen. Im Übrigen war der Ausblick von der Wohnung trist für alle Beteiligten, denn sie ging auf einen Innenhof, es war dunkel und wir konnten die Nachbarn in ihren Wohnungen umhergehen sehen. Allerdings waren es doch eher sie, die uns merkwürdig ansahen, wenn wir mit Schuft Kleckerball spielten, Teller auf seinem Bauch balancierten oder Taugenichts in aller Frühe Tonleitern übte und das ganze Haus weckte. In Nullkommanichts ging dann in allen Wohnungen gleichzeitig das Licht an. Taugenichts war auch traurig anzusehen, er drückte seinen Schnabel gegen die Wände, wie um sie auseinanderzuschieben, er klopfte überall Löcher hinein und langweilte sich derart, dass er mitten am Tag im Stehen schlief. Ob es Mamans Kopf war oder die Möbel aus der Wohnung, diese Umzüge freuten wirklich niemand.

Glücklicherweise nahm Maman die Dinge bald wieder in die Hand. Als wir an einem Freitagabend in die Klinik kamen, waren alle Flure verwaist. Die Türen standen offen, die Zimmer lagen verlassen da. Weit und breit war kein Kopfloser zu sehen, selbst Noppe war ausgeflogen. Wir liefen durch die Klinik, bis wir irgendwann Lärm, Musik und Schreie aus dem Speisesaal hörten. Sämtliche Kopflose hatten sich herausgeputzt, einige tanzten Slow, andere tanzten alleine und schrien dabei laut, einer rieb sich sogar an einer Säule und lachte dabei ganz unbefangen und wie verrückt. Wieder und wieder lief auf einem Plattenspieler *Mister Bojangles*, der sich bestimmt noch nie für dermaßen Bekloppte gedreht hatte, obwohl er bei uns ja schon einige Behämmerte gesehen haben musste, aber das hier war wirklich die Krönung. Sven saß vor einem Tisch ohne Tasten und spielte auf einem imaginären Klavier, und darauf tanzte Maman Flamenco und sang und klatschte dabei in die Hände. Sie machten das so gut, dass man wirklich denken konnte, Bojangles käme aus Mamans Mund und die Musik von Svens Tisch. Sogar Noppe wippte mit dem Kopf, sie saß im Rollstuhl und hatte einen Gesichtsausdruck, den ich noch nie an ihr gesehen hatte. Einzig Joghurt störte die Szenerie, er war aufgebracht, weil seine Wahl auszufallen drohte, und er mahnte die Tanzenden, wählen zu gehen, denn falls sie dies nicht täten, würden sie nächste Woche nicht regiert werden. Er zog sogar Maman am Rock, damit sie vom Tisch herunterkäme, da griff sie nach einem Zuckerstreuer zu ihren Füßen, ließ Zucker über seinen Kopf rieseln und forderte die anderen Irren auf, mitzumachen und den Joghurt zu zuckern. Da tanzten alle wie die Indianer um ihn herum, bestreuten ihn reihum mit Zucker und skandierten dabei: »Joghurt zuckern, Joghurt zuckern, Joghurt zuckern!«

Und Joghurt, Joghurt stand regungslos und in Erwartung des klebrigen Endes da, als fechte das alles einen Präsidenten nicht an. Noppe sah dem Treiben zu und lächelte breit, sie hatte das Präsidentengetue nämlich auch reichlich satt. Als Maman uns sah, sprang sie vom Tisch, kam auf uns zu, drehte sich dabei ein paarmal im Kreis und sagte: »Meine Lieben, heute Abend wird gefeiert, es ist aus und vorbei, jetzt ist Schluss mit der Therapiererei!«

7

Es ist jetzt genau vier Jahre her, dass Maman entführt worden ist. Ein Schock für die gesamte Klinik. Das Pflegepersonal verstand nicht, was da passiert sein könnte. Dass jemand ausriss, daran war man gewöhnt, aber eine Entführung hatte man noch nicht erlebt. Kampfspuren im Zimmer, das Fenster von außen eingeschlagen, die Laken voller Blut, aber gesehen oder gehört hatte niemand etwas. Die Kopflosen und Umgezogenen waren völlig durch den Wind, noch mehr als gewöhnlich. Einige zeigten erstaunliche Reaktionen. Der kleine Glatzkopf mit dem zerknitterten Gesicht war fest davon überzeugt, dass es seine Schuld sei, er weinte die ganze Zeit und kratzte sich den Kopf auf, es war zum Heulen. Er hatte mehrmals bei der Klinikleitung vorgesprochen und ein Geständnis abgelegt, nur nahm dem armen Alten niemand ab, dass er imstande wäre, jemanden zu entführen. Ein anderer war fuchsteufelswild, dass Maman gegangen war, ohne seine Geschenke mitzunehmen, er brüllte Beleidigungen und schlug gegen die Wände. Anfangs nahmen wir das hin, aber mit der Zeit wurde es wirklich anstrengend; Maman so zu beleidigen, nur weil es einem schlecht geht, was sollte das bloß? Er hatte sogar alle Gebäudezeichnungen zerrissen, die er ihr geschenkt hatte, worüber wir erleichtert waren, denn so mussten wir sie nicht mit nach Hause nehmen. Da war es ohnehin schon chaotisch genug.

Joghurt hingegen war überzeugt, dass die Geheimdienste hinter der Entführung steckten, sie hätten Rache genommen wegen der Sache mit dem Zuckerstreuer. Er ging die ganze Zeit herum und drohte den Leuten, dass man nie mehr so mit ihm umspringen dürfe, die nächste Misshandlung gehe definitiv genauso aus, Umstürzler würden entführt und gefoltert. Dabei warf er sich in die Brust und reckte den Kopf in die Luft wie jemand, der nichts mehr fürchten muss. Er hatte sogar versucht, die Ärzteschaft hinter sich zu bringen, aber keiner dachte daran, bei Joghurts Quark mitzumachen, man sollte es auch nicht übertreiben.

Sven, der hielt sich den Bauch vor Lachen, erst zeigte er mit dem Finger auf uns und breitete die Arme aus, flog als Flugzeug davon und sang auf Schwedisch, auf Italienisch, auf Deutsch, man wusste es nicht recht, aber er wirkte sehr glücklich dabei. Dann kam er zurück, klatschte, reckte die Arme zum Himmel und schwirrte singend wieder ab. Bevor wir fortgingen, kam er noch einmal vorbei, umarmte uns, schabte seinen Zahn an unseren Wangen, bespuckte uns und murmelte dabei Gebete. An Sven hingen wir bei Weitem am meisten von allen Kopflosen.

Die Polizisten verstanden auch nicht, was passiert sein könnte. Sie waren gekommen, um im Zimmer Spuren zu sichern und Schlüsse zu ziehen. Richtig, das Fenster war von außen eingeschlagen worden, richtig, es handelte sich um Mamans Blut, richtig, der umgefallene Stuhl und die zerbrochene Vase bewiesen, dass es einen blutigen Kampf gegeben haben musste. Und trotzdem wurden auf dem Rasen unterhalb des Fensters keinerlei Fußspuren gefunden, hatte die Befragung der Nachbarschaft nichts ergeben, hatte das Personal keine seltsame Gestalt um das Haus schleichen sehen. Die Polizisten erklärten, in dieser Frage könne man dem Personal ruhig vertrauen, es sei ja der Kern ihres Berufs, seltsame Gestalten auszumachen.

Bei unserer ersten Befragung wollte die Polizei von uns wissen, ob Maman Feinde habe, worauf wir antworteten, dass sie bei allen beliebt war, außer bei einem gewissen Steuerbeamten, aber die Steuerspur wurde bald fallen gelassen. Bei unserer zweiten Befragung kam schon wirklich gar nichts mehr heraus, aus dem einfachen Grund, weil wir es gewesen waren, die Maman entführt hatten, und weil sie selbst es eingefädelt hatte. Wir waren doch nicht so verrückt, uns selbst zu verraten.

Nach der Party im Speisesaal, als wir in Mamans Zimmer gegangen waren, erklärte sie uns, dass sie nicht mehr in der Klinik leben könne, dass sie, laut ärztlicher Meinung, niemals ganz gesund werden würde und dass sie nicht ewig Medikamente schlucken wolle, vor allem, da es nichts brachte.

»Ich war ohnehin schon immer etwas verrückt, ein bisschen mehr, ein bisschen weniger, das ändert nichts an eurer Liebe zu mir, nicht wahr?«

Papa und ich sahen uns an und fanden, dass diese Feststellung von *gesundem Menschenverstand* zeugte. Wir hatten es sowieso satt, jeden Tag in die Klinik zu fahren und auf Mamans Rückkehr zu warten, die doch niemals stattfinden würde; und dann der Platz, der am Tisch immer leer blieb, und das Tanzen zu dritt, das wir immer auf später verschoben. Es gab eine Menge Gründe, warum es so nicht weitergehen durfte. Zwischen den zwiebelhautfarbenen Wänden der Klinik klang *Mister Bojangles* nicht wie sonst, schon gar nicht wie zu Hause, und Taugenichts stand oft vor dem Sofa und wunderte sich, warum Maman nicht da war, um ihm beim Lesen den Kopf zu streicheln. Außerdem war ich ein bisschen eifersüchtig auf die Irren und das Pflegepersonal, die Maman, im Gegensatz zu uns, den ganzen Tag für sich hatten. Ich war es einfach leid, sie mit anderen Leuten zu teilen, fertig, aus. Warten und Däumchen drehen, bis die Medikamente den Umzug von Mamans Hirn perfekt gemacht hätten, das ist ja kriminell, so ging es mir durch den Kopf, als Papa, besorgt und zugleich aufgeregt, zu reden begann.

»Ich bin ganz und gar mit Ihnen einverstanden, meine liebe Nécessité! Die Klinik sollte Ihrem verderblichen Einfluss nicht länger ausgeliefert sein, wir riskieren die geistige Gesundheit der übrigen Patienten! Bei dem Tempo und dem Spaß, den die Irren an

Ihnen haben, geht es denen in kürzester Zeit besser, und dann muss ich mir doch Sorgen machen wegen all Ihrer Verehrer. Allein, ich sehe nicht recht, wie wir die Ärzte davon überzeugen können, Sie gehen zu lassen oder gar Ihre Behandlung zu beenden. Wir werden uns das schönste Lügenmärchen ausdenken und ihnen den größten aller Bären aufbinden müssen, aber sollte es funktionieren, es wäre ein wahres Meisterstück!«, rief er und linste mit einem Auge in das Loch seiner Pfeife, als steckte da die Antwort drin.

»Aber Georges, mein lieber Freund, Chéri, ich bitte Sie! Wer hat denn je davon gesprochen, um Erlaubnis zu fragen? Weder um hier rauszukommen, noch um die Behandlung zu beenden. Die beste Therapie ist übrigens noch immer, mit Ihnen zusammen zu sein und nicht mit Verrückten. Wenn ich hier nicht wegkomme, springe ich eines Tages noch aus dem Fenster oder schlucke alle Pillen auf einmal, wie der arme Kerl, der vor mir in meinem Zimmer war. Aber seien Sie unbesorgt, das wird nicht passieren, ich habe alles bedacht. Sie nehmen mich mit, ganz einfach! Sie werden sehen, das wird ein Heidenspaß!«, jubelte Maman und klatschte dabei so fröhlich in die Hände wie früher.

»Sie mitnehmen? Sie meinen, wir sollen Sie entführen, ist es das?«, hustete Papa und wedelte mit einer Hand den Pfeifenrauch weg, um Mamans Augen besser sehen zu können.

»Ganz genau, eine Familienentführung! Ich bereite sie schon seit Tagen vor, Sie werden Ihr Meisterwerk bekommen. Eine bis ins kleinste Detail arrangierte Lügengeschichte, ich habe an alles gedacht, Sie werden sehen, ich überlasse nichts dem Zufall«, eröffnete Maman, sie sprach jetzt leiser, verschwörerisch, und in ihren Augen blitzte es schelmisch auf.

»Ja, in der Tat, das wird vom Feinsten sein! Sie planen ein Meisterwerk für uns«, flüsterte Papa zurück, der sich mit Lügengeschichten auskannte wie sonst keiner.

Sein Gesichtsausdruck entspannte sich und er wirkte erleichtert, als habe er soeben entschieden, sich auf diese verrückte Idee einzulassen.

»Erzählen Sie uns Ihren Plan!«, setzte er nach, eine kleine Flamme schoss aus seiner Pfeife empor und sein Blick funkelte entschlossen.

Maman hatte ihre Entführung tatsächlich bis ins kleinste Detail durchdacht. Bei einer ihrer letzten Untersuchungen hatte sie ein Röhrchen von ihrem Blut mitgehen lassen. Nächtelang hatte sie sich auf die Lauer gelegt und beobachtet, dass der Pförtner jeden Abend um Mitternacht aus seinem Aquarium trat, um für fünfunddreißig Minuten seine nächtliche Runde zu drehen und danach in der Wäschekammer eine Zigarette zu rauchen. Hier traten wir auf den Plan, und zwar, wie selbstverständlich, durch die Eingangstür. Weil Maman sich aber wünschte, dass alles wie in einem Roman wäre, sollten alle glauben, sie sei durchs Fenster entführt worden. Papa und ich fanden diese Idee durch und durch vernünftig. Eine Entführung durch die Tür wäre zu banal, und das Banale war Maman seit jeher verhasst, selbst unter Medikamenteneinfluss. Hätte sie gewollt, sie hätte auch ganz einfach durch die Eingangstür nach draußen treten können, während der Pförtner Pause machte, aber dann wäre es keine Entführung gewesen und ihr schöner Plan wäre ins Wasser gefallen. Um fünf vor zwölf wollte sie ihr Blut über die Laken kippen, leise den Stuhl auf den Boden legen, die Vase zerschlagen und den Lärm mit ihrem Kopfkissen ersticken, das Fenster öffnen, die Scheibe von außen einschlagen, mit einem Lappen das Klirren dämpfen und einen Einbruch vortäuschen. Wir sollten um fünf nach zwölf da sein, eine Strumpfhose über dem Kopf tragen und sie mit ihrem Einverständnis aus ihrem Zimmer entführen, um dann gemütlich und auf Zehenspitzen durch die Eingangstür zu türmen.

»Wenn das kein Plan ist, meine Geliebte! Und wann gedenken Sie, sich entführen zu lassen?«, fragte Papa, der in die Ferne blickte, wahrscheinlich, um sich den Ablauf der Operation vorzustellen.

»Heute Abend, meine Lieben, worauf warten, wenn doch alles bereit ist? Sie denken doch nicht, dass ich diese Party zufällig organisiert habe? Das war mein Abschiedsfest!«

Zurück in der Wohnung gingen Papa und ich den Plan mehrmals durch, mit gemischten Gefühlen im Bauch. Obwohl wir Angst hatten, fingen wir immer wieder ohne Grund an zu lachen. Papa sah idiotisch aus mit der Strumpfhose über dem Kopf, seine Nase drückte sich krumm durch, seine Lippen waren schief wie nie, und mein Gesicht war platt wie das eines Gorillababys. Taugenichts starrte uns an, er drehte den Kopf erst zu Papa und dann zu mir und versuchte zu begreifen, was vor sich ging, er senkte den Hals und versuchte es von unten, aber es war klar, dass er den Einblick verloren hatte. Bevor wir aufbrachen, bot Papa mir eine Zigarette an und einen Gin Tonic, er sagte, so machten es die Gangster vor einer Entführung. Also rauchte er eine Pfeife und ich meine Zigarette, tranken wir wortlos unsere Cocktails auf dem Sofa und wagten es nicht, uns anzusehen. Wir mussten uns konzentrieren.

Mir war schwindelig, als ich ins Auto stieg, mein Mund war trocken, ich hatte den Geschmack von Erbrochenem in der Kehle und meine Augen brannten, aber ich fühlte mich auch stärker und begriff, warum Papa zum Sport Gin Tonic trank. Wir parkten in der Nähe der Klinik, weit entfernt von den Straßenlaternen, schalteten den Motor ab und lächelten uns an, bevor wir die Strumpfhosen überzogen. Selbst durch den Stoff hindurch sah ich noch das verschleierte, schöne Leuchten von Papas Augen. Als wir die Tür zur Klinik aufdrückten, riss Papas Strumpfhose über der Nase, er versuchte, sie zu drehen, aber dann lugte sein Ohr heraus. Wieder drehte er die Strumpfhose, er lachte dabei leise und nervös, aber sie riss immer weiter, und weil sie schon fast ganz durchgerissen war, hielt er sie mit einer Hand hinter dem Kopf zusammen. Leise sprangen wir am Aquarium des Nachtwächters vorbei, dann rannten wir auf Zehenspitzen den Flur entlang. Bevor wir um die Ecke bogen, pressten wir uns an die Wand, und Papa spähte über den Rand, ob der Weg frei war. Er schaukelte mit seinem Oberkörper hin und her und reckte seinen Kopf in alle Richtungen, es sah so lustig aus, dass es mir nach dem Gin Tonic schwerfiel, mich zu konzentrieren. An einigen Wänden sah man unsere verschwommenen Schatten sich zitternd vorwärtsbewegen, es war ein bisschen unheimlich. Als wir die Tür zum Treppenhaus erreichten, sahen wir den Lichtkegel einer Taschenlampe auf der Wand gegenüber hin und her flitzen und hörten Schritte näherkommen. Weil ich wie gelähmt dastand, als wären meine Füße mit dem Boden verwachsen, packte Papa mich am Kragen und beförderte mich im Flug in eine Nische des Flurs. Aus unserem halbdunklen Versteck sahen wir den Wächter direkt an uns vorbeilaufen, und obwohl er uns nicht im Geringsten bemerkte, hatte ich in diesem Moment nicht mehr nur den Geschmack von Erbrochenem in der Kehle, sondern ganz einfach Erbrochenes. Ich hielt es zurück, um keinen Mucks von mir zu geben, aber vor allem, weil mir sehr klar war, dass alles in meiner Strumpfhose hängen bleiben würde. Wir warteten, bis die Schritte sich entfernten und liefen dann wie die Verrückten zur Treppe, und als wir die Stufen hochrannten, war mir, nach all dem Gin Tonic und mit all der Angst, als würde ich fliegen, bei der ersten Etage hatte ich Papa sogar überholt. Auf der zweiten Etage angekommen, mussten wir nur noch die Tür gegenüber aufdrücken, um zu Maman zu gelangen, die uns schon brav auf ihrem zerwühlten Bett, in ihrem verwüsteten Zimmer erwartete. Sie hatte sich ebenfalls eine Strumpfhose über den Kopf gezogen, und bei ihrer Löwenmähne sah ihr Kopf eher aus wie ein großer Blumenkohl mit einem Spinnennetz darum.

»Ah, da sind ja meine Entführer!«, flüsterte sie und erhob sich.

Als sie aber Papa mit seiner zerfetzten Strumpfhose sah, begann sie leise auf ihn einzureden: »Du lieber Himmel, Georges, was haben Sie mit Ihrer Strumpfhose getan? Als hätten Sie Lepra! Wenn man Sie erwischt, fängt alles wieder von vorne an.«

»Meine Nase hat mir einen Streich gespielt, Chérie! Kommen Sie und geben Sie Ihrem Ritter lieber einen Kuss, anstatt sich zu mokieren«, antwortete er und griff nach Mamans Hand, um sie an sich zu ziehen.

Ich konnte nichts sehen, ich hatte Schluckauf, dicke Schweißtropfen rannen von meinen Brauen und blieben in meinen Augen hängen, und meine Wangen juckten von der Strumpfhose.

»Unser Sohn ist ja völlig betrunken!«, bemerkte Maman, einigermaßen erschrocken über meinen torkelnden Gang.

Aber dann schloss sie mich in ihre Arme, herzte mich und sagte: »Sehen Sie nur, dieser entzückende kleine Ganove, trinkt Gin Tonic, um seine Maman zu entführen, wie rührend!«

»Er war vorbildlich, ein wahrer Arsène Lupin, jedenfalls auf der Hinfahrt, auf der Rückfahrt werden wir ihn an die Hand nehmen müssen, der Gin Tonic spielt ihm einen Streich.«

»Dann lasst uns gehen, die Freiheit beginnt zwei Etagen tiefer«, murmelte Maman und packte mich mit einer Hand, während sie mit der anderen die Tür öffnete.

Vor der Tür standen wir dann allerdings auf einmal Sven gegenüber, der sich mehrmals schnell bekreuzigte. Da legte Papa seinen Finger über die Lippen, und Sven machte es wie er und nickte aufgeregt. Maman küsste ihn auf die Stirn, dann sah er uns nach, den Zeigefinger noch immer am Zahn. So schnell wir konnten, rannten wir die Treppe hinab; an der Ecke angekommen, drückten wir uns wieder an die Wand, und Papa schaukelte mit dem Oberkörper und dem Kopf wild hin und her, bis Maman flüsterte: »Georges, so spielen Sie doch nicht den Kasper! Ich muss dringend Pipi machen, und wenn Sie mich zum Lachen bringen, geht es noch in die Hose.«

Da schwenkte Papa ein letztes Mal noch weit den Arm, um uns zu bedeuten, dass die Luft rein war. Im Flur nahmen Papa und Maman mich jeweils an einer Hand, sodass ich den Rest des Wegs zum Auto fast schwebend bewältigte.

Die Stimmung auf dem Rückweg im Auto war unbeschreiblich. Papa trommelte auf das Lenkrad und sang, Maman klatschte lachend in die Hände, und ich,

ich sah mir alles an und massierte meine heftig pochenden Schläfen. Als wir das Klinikviertel hinter uns gelassen hatten, fuhr Papa Schlangenlinien auf der Straße und kurvte mehrmals hupend um den Kreisverkehr, sodass ich auf der Rückbank herumrutschte wie ein Sack Kartoffeln, es war wirklich wahnwitzig. Zu Hause holte Papa den Champagner aus dem Kühlschrank und schüttelte ihn beim Öffnen kräftig, damit er auch wirklich überallhin spritzte. Maman fand, dass die Wohnung beinahe so deprimierend war wie die Klinik, aber immerhin charmanter. Und während sie Taugenichts, der seinen Hals aufplusterte, über den Kopf streichelte, erläuterte sie uns die nächsten Schritte ihres Plans und trank dabei in großen Zügen, um ihren Durst zu stillen.

»Ich gehe ins Hotel, bis sich die Wogen geglättet haben. Es wäre wirklich dumm, wenn die entführte Maman aus ihrer Wohnung käme, als wäre nichts gewesen. Sie beide lassen sich unterdessen ein paar prächtige Lügengeschichten einfallen, für die Polizei, für die Klinik, eben für alle, die es hören wollen«, erklärte sie voller Ernst und hielt ihren Kelch in Richtung der gelobten Flasche.

»In Sachen Lügengeschichten können Sie uns vertrauen, Sie haben es mit erfahrenen Männern zu tun! Aber was tun wir nach den Ermittlungen?«, fragte Papa und goss Maman den letzten Rest ins Glas.

»Danach? Geht das Abenteuer weiter, mein lieber Freund! Die Entführung ist nicht das Ende. In ein paar Tagen werden die Ermittlungen ergebnislos abgeschlossen sein, hoffe ich jedenfalls, und wir verstecken uns in unserem Schloss in den Wolken. Sie werden ein Auto mieten, denn an Fliegen ist unter diesen Umständen nicht zu denken. Bis zur Grenze nehmen wir nur Landstraßen, und sind wir erst einmal hinüber, fahren wir geradewegs im Höllentempo zu unserem Versteck in den Bergen, wo wir leben werden wie früher«, sagte Maman und erhob sich mühsam, um mit uns anzustoßen.

»Oh ja, Sie haben wirklich an alles gedacht! Ich frage mich ernsthaft, was Sie in der Klapsmühle gesucht haben«, antwortete Papa und zog sie an sich, um sie zu umarmen.

Geschwächt vom Champagner und der aufregenden Flucht, spürte ich, wie der Schlaf an mir zog. Ich sah Papa und Maman noch bei ihrem Gefühlsblues zu und schlummerte dann auf dem Sofa ein.

Während die Suche nach Maman und ihren Entführern auf Hochtouren lief, machten wir bei der Polizei unsere Aussagen, holten in der Klinik mit traurigen Mienen ihre Sachen ab und besuchten sie zwischendrin in einem kleinen, üblen Hotel, das von Huren bewohnt wurde, die schrien und lachten, und das manchmal gleichzeitig. Maman hatte dort unter falschem Namen eingecheckt.

»Liberty Bojangles ist als Deckname nicht eben unauffällig für jemanden, der überall gesucht wird!«

»Davon verstehen Sie nichts, Georges, ganz im

Gegenteil! Nichts ist unauffälliger als ein amerikanischer Vorname in einem Hurenhotel. Mit wem haben Sie denn bloß verkehrt, bevor Sie mich trafen?«, antwortete sie und wiegte sich in den Hüften, einen Zeigefinger zwischen den Zähnen.

»Liberty, mit Ihnen ist es, als würde ich jeden Tag eine Neue treffen!«, antwortete er und zog ein Bündel Scheine aus seiner Tasche. Er gab mir einen mit drei Ziffern darauf, ich solle doch draußen eine Runde drehen, dann fragte er Maman: »Wie viel?«

Am Morgen der Abreise – Maman und ich warteten gerade auf Papa und das Mietauto und plauderten dabei mit den Huren über das Wetter und ihre Freier – sahen wir ihn in einem riesigen Oldtimer heranrollen, der von allen Seiten blitzte und glänzte, und auf der Motorhaube thronte die silberne Figur einer stehenden Göttin, die ihre Flügel im Wind ausbreitete. Dann stieg er aus, in einem grauen Anzug und mit einer Mütze auf dem Kopf.

»Wenn Miss Bojangles bitte einsteigen wollen«, deklamierte mein Vater mit einem völlig misslungenen britischen Akzent, öffnete die hintere Tür und verbeugte sich vornehm.

»Aber Georges, Sie sind verrückt! Das ist ganz und gar nicht unauffällig!«, rief Mutter aus, spähte über ihre große Filmstar-Sonnenbrille und zupfte ihr Flüchtlingsseidentuch zurecht.

»Im Gegenteil, Miss Liberty, davon verstehen Sie nichts, mit einer Flucht ist es wie mit den Lügen, je dicker man aufträgt, desto besser ist es!«, antwortete er, lupfte dabei die Mütze und schlug die Hacken zusammen.

»Wie Sie wollen, Georges, wie Sie wollen. Dabei würde ich so gerne einmal im Kofferraum über die Grenze rollen! Aber egal, vielleicht haben Sie recht, so ist es auch lustig«, gab sie nach und beantwortete das Pfeifen und Klatschen der bewundernden Huren, die um die Limousine herumstanden, mit einem Handzeichen.

Im Auto warf Papa mir einen Matrosenanzug für Kinder zu, mit einer absolut lächerlichen Bommelmütze. Erst weigerte ich mich, ihn anzuziehen, da sagte er mir, dass reiche amerikanische Kinder eben so gekleidet seien, dass er auch eine Verkleidung trage und dass man uns entdecken würde, wenn ich nicht mitspielte. Also schlüpfte ich hinein, und meine Eltern lachten laut. Papa strahlte mich im Rückspiegel an, und Maman kniff entzückt meine Bommel: »Wenn das kein Leben ist! Gestern Gangster, heute Matrose! Nun ziehen Sie nicht so ein Gesicht, mein Kind, denken Sie nur an Ihre alten Klassenkameraden. Ich garantiere Ihnen, sie würden zu gerne mit Ihnen tauschen und lieber in Gesellschaft eines amerikanischen Stars in einer Limousine mit Chauffeur dahinrauschen!«

Wir nahmen dann doch die Autobahn in den Süden, Papa meinte, mit einer so guten Tarnung sei es nicht nötig, Landstraße zu fahren. Und wirklich, Lastwagen und Autos, alle hupten, wenn sie uns überholten, die Leute machten uns Zeichen, und auf den Rückbänken klebten die Kinder an den Scheiben. Sogar drei Polizeiautos waren an uns vorbeigebraust, die Polizisten winkten uns und streckten die Daumen nach oben. Papa war wirklich der König der Ausbrecher, dachte ich. Er hatte recht gehabt, je dicker man aufträgt, desto besser ist es. Maman rauchte Zigaretten, trank Champagner, winkte den Autofahrern zu, die uns überholten und sagte: »Was für eine Karriere, meine Kinder, was für ein Publikum! Das hätte ich gern mein Leben lang getan, ich bin die bekannteste Unbekannte auf der ganzen Welt! Georges, bitte geben Sie Gas, die Menschen vor uns hatten noch keine Gelegenheit, mir zu winken!«

Nach sieben lauten Stunden auf der Flucht stiegen wir für die Nacht in einem Hotel ab. Papa hatte eine Suite in einer Luxusherberge reserviert, die an der Atlantikküste über das Meer ragte.

»Wenigstens sind Sie konsequent. Ich hoffe, Sie haben zwei Zimmer gebucht, eines für meinen Sohn und mich und eines für meinen reizenden Chauffeur«, sagte Maman, die sichtlich Vergnügen daran hatte, sich die Tür öffnen zu lassen wie irgendeine Berühmtheit.

»Selbstverständlich, Miss Bojangles, ein Star wie Sie teilt sein Zimmer nicht mit dem Personal«, bestätigte Papa, über den Kofferraum gebeugt, um das Gepäck herauszuhieven.

In der Hotelhalle beobachteten uns die anderen Gäste verstohlen, und ich stellte beleidigt fest, dass die Angestellten schon lange keine reichen kleinen Amerikaner im Matrosenanzug mehr gesehen haben mussten.

»Eine Suite für Miss Bojangles und ihren Sohn, ein Zimmer für den Chauffeur«, bestellte Papa, der vernünftigerweise seinen schlechten Akzent abgelegt hatte.

Um mich an Papa für den Matrosenanzug zu rächen, sagte ich zu unserem Chauffeur, als sich die Lifttür vor einem Paar echter Amerikaner öffnete: »Aber Georges, Sie sehen doch, dass der Lift voll ist, gehen Sie mit den Koffern über die Treppe und stehen Sie nicht im Weg.«

Papas fassungsloses Gesicht verschwand hinter der sich schließenden Tür. So viel Autorität beeindruckte die Amerikaner, und Maman setzte nach: »Sie haben ganz recht, Darling, das Personal benimmt sich heutzutage unerhört. Mit einem außerordentlichen Sinn für das, was sich gehört, hat der Herr für Dienstboten die Treppe geschaffen und für uns den Lift, man muss aufpassen, dass man das nicht alles durcheinanderbringt.«

Die Amerikaner hatten mit Sicherheit nichts verstanden, fühlten sich aber angesprochen und nickten. Wir lachten wie die Irren und warteten vor der Tür unserer Suite auf Papa. Als er schließlich oben ankam, die Mütze verkehrt herum auf dem Kopf, außer Atem und verschwitzt, drohte er mir lächelnd: »Das wirst du büßen, du Rotznase, drei Stockwerke mit diesem Koffer, du ziehst mir den Matrosenanzug das ganze Jahr nicht mehr aus.«

Aber ich wusste genau, dass er mir das nicht antun würde, er war ganz und gar nicht nachtragend.

Am Abend, im Restaurant des Luxushotels, warf ich ein, dass dieser Ort zwar komfortabler sei, aber längst nicht so lustig wie das letzte Hotel mit den netten, fröhlichen Huren. Da erklärte mir Papa, dass es hier auch Huren gebe, nur seien sie diskret und zugeknöpft, um keine Aufmerksamkeit zu erregen. Ich suchte das ganze Abendessen lang den Horizont nach heimlichen Huren ab, aber ich entdeckte keine. Im Gegensatz zu uns beherrschten sie die Kunst der Tarnung sehr gut.

Um unser Beisammensein zu feiern, bestellten meine Eltern die Speisekarte rauf und runter. Der Tisch bog sich unter Tellern von Meeresfrüchten, Hummerflambee, heißen Jakobsmuscheln, eisüberzogenem Rosé, gekühltem Weißen, sabriertem Champagner und leuchtendem Cabernet. Die Keller umschwirrten uns wie die Bienen, niemand im Saal hatte je ein solches Essen gesehen. Man hatte sogar russische Musiker an unseren Tisch kommen lassen. Maman war auf den Stuhl gestiegen, um die Sterne zu duzen und zu tanzen, ihr Haar wirbelte im feurigen Rhythmus der Geigen und Wodkagläser, während Papa phlegmatisch und sehr aufrecht sitzend applaudierte, wie echte englische Chauffeure das eben so tun. Ich konnte meinem Bauch beim Wachsen zusehen, ich wusste nicht, wo ich meine Gabel noch hineinpiken sollte, oder wie mein Kopf sich zu drehen aufhören könnte. Am Ende des Essens sah ich Sterne und Huren überall, ich war trunken vor Glück und unser Chauffeur meinte, ich sei blau wie ein amerikanischer Matrose. Für die Flüchtlinge, die wir waren, hatten wir es ganz schön bunt getrieben.

Im Flur ließ Maman ihre hohen Schuhe von den Füßen an die Decke fliegen und klaute mir meine Bommelmütze, um mit mir Walzer zu tanzen. Ihr Seidenschal streichelte mein Gesicht, ihre Hände waren weich und warm, man hörte nur ihren Atem und das rhythmische Klatschen von Papa, der uns selig lächelnd folgte. Nie war Maman schöner gewesen, und ich hätte alles dafür gegeben, dass dieser Tanz nie zu Ende wäre und nur immer weiterginge. In der Suite lag ich bis oben hin zugedeckt, dann spürte ich Arme um mich und erriet, dass man meinen schläfrigen Rausch nutzte und mich sanft woandershin bugsierte. Am Morgen wachte ich allein in Papas Zimmer auf, meine Eltern saßen mit zerknitterten Gesichtern vor dem Frühstück in ihrer Suite. Offensichtlich war es nachts sehr wohl erlaubt, dass Hauspersonal und Herrschaft sich unerhört benahmen und alles durcheinander brachten, es herrschte keine Ordnung mehr in dieser Beziehung.

Nachdem wir das Hotel verlassen hatten, wo Papa einen Hustenanfall bekam, als Maman die Rechnung bezahlte, fuhren wir im Regen eine gerade und endlose, von Pinien gesäumte Straße entlang. Maman hätte ihren Status als amerikanischer Star wegen des Festmahls am Vorabend gerne aufgegeben, denn jedes Mal, wenn wir ein Auto überholten, stöhnte sie und hielt sich den Kopf.

»Georges, bringen Sie diese Leute zum Schweigen, ich flehe Sie an, jedes Hupen dröhnt wie ein Hammerschlag, sagen Sie denen, dass ich nichts bin und niemand!«

Aber Papa konnte nichts tun, außer aufs Gas zu drücken, damit wir die Autos hinter uns ließen, wodurch wir allerdings zwangsläufig schneller an die Wagen vor uns heranfuhren. Die Unlösbarkeit des Problems versetzte Maman in einen dieser Zustände – sie war kurz davor, zu explodieren. Ich sah zu, wie die Pinien vorbeizogen, und konzentrierte mich darauf, an nichts zu denken, aber das war nicht leicht. Wir fuhren in Richtung altes Leben und zugleich ließen wir es zurück, es war schwer, sich das vorzustellen. Als wir aus dem Pinienwald herausfuhren und uns langsam, Kurve um Kurve, die Berge hochschraubten, konzentrierte ich mich wieder, um mich nicht zu übergeben, aber es gelang mir nicht, und als Maman mich sah, musste sie sich auch übergeben, wir haben wirklich alles vollgespuckt. Als wir beim Grenzposten ankamen, saßen wir beide zitternd und grün auf der Rückbank, und Papa vorne war so grau wie sein Anzug. Damit man uns nicht sehen konnte, waren die Fenster geschlossen, obwohl es nach getrocknetem Hering roch, auch wenn wir keinen gegessen hatten. Zum Glück stand dort weder ein Polizist noch ein Schrankenwärter, niemand, um uns zu kontrollieren. Papa meinte, das sei wegen des Abkommens zwischen dem und dem, und wegen des gemeinsamen Marktes, dass man uns keine Scherereien machte, aber ich verstand nicht, was ein Markt, so gemeinsam er auch sein mochte, damit zu tun haben könnte. Selbst als Chauffeur war er manchmal schwer zu verstehen.

Wir ließen unsere Ängste am Grenzposten zurück und an den Gipfeln der französischen Berge die Regenwolken. Als wir Richtung Meer hinabrollten, empfing Spanien uns mit strahlendem Sonnenschein, wir fuhren langsamer, die Fenster weit heruntergekurbelt, um den Geruch unserer Angst und von getrocknetem Hering auszulüften und das Erbrochene mit Mamans Handschuhen und einem Aschenbecher abzuschöpfen.

»*Um die Katergerüche meines Matrosen und meines Leinwandstars zu übertünchen, hielten wir an der Costa Brava, wo wir Rosmarin und Thymian am Wegrand pflückten. Als ich die beiden dort sitzen sah, unter einem Olivenbaum, wie sie lachten und diskutierten und ihre weißen Gesichter in die Sonne hielten, da sagte ich mir, dass ich es niemals bereuen würde, diesen Wahnsinn mitgemacht zu haben. Ein so schönes Bild konnte unmöglich die Folge eines Fehlers sein oder einer fal-*

schen Entscheidung, das Lichtspiel war perfekt und alle Schatten weg. Für immer.«

So hatte es mein Vater in seine geheimen Notizbücher geschrieben, die ich später entdeckte, danach.

8

Hysterie, Bipolarität, Schizophrenie, die Ärzte hatten sämtliche wissenschaftliche Terminologie aufgefahren, um ihren Wahn in Worten festzuhalten. Und sie hielten sie in einem trostlosen Gemäuer fest, und sie hielten sie mit Tonnen von Chemie fest, und sie hielten ihren Wahn auf einem simplen Rezept fest, auf das ein Äskulapstab gestempelt war. Sie hielten sie weit weg von uns fest, damit sie näher an den Verrückten war. Wovor ich mich am meisten gefürchtet hatte, war eingetreten, woran ich niemals glauben wollte, war uns vor die Füße gefallen, umhüllt von schwarzem Rauch und Flammen, die sie absichtlich durch unsere Wohnung gejagt hatte, um ihre Verzweiflung zu verbrennen. Dieser Anfang vom Ende, den ich in unseren glücklichen Tagen aus dem Blick verloren hatte, schrillte jetzt wie ein unglücklicher, ausgetickter Wecker, er schlug Alarm, dass einem das Trommelfell blutete von dem ständigen Lärm, es war ein barbarischer Krach, der uns sagte, dass es Zeit war zu fliehen, denn das Fest war soeben gewaltsam zu Ende gegangen.

Constance schien mit der Geburt unseres Sohnes, mit den Wehen und Schreien, so manchen Zug ihres stürmischen und vorlauten Wesens abgelegt zu haben. Ich beobachtete, wie sie unserem frisch eingewickelten Sohn Wünsche ins Ohr flüsterte, Willkommenswünsche, die aus dem Mund einer Mutter nicht ungewöhnlich klangen, und ich hatte diese Banalität als tröstend und schön empfunden, die Normalität gab mir Sicherheit. Solange unser Kind noch ein Baby war, hielten sich ihre Extravaganzen in Grenzen, sie waren nicht ganz verschwunden, noch immer konnte sie verrückte Ideen haben und Dinge tun, aber es ging ohne Getöse und böse Konsequenzen. Aus dem Baby wurde ein kleiner, wankender und vor sich hin plappernder Junge, der rasch in Schritte und Worte umsetzte, was er erlebte, ein kleines Wesen, das lernte und nachahmte. Sie erzog ihn dazu, alle Welt zu siezen, denn das Geduze war aus ihrer Sicht der beste Weg, sich den Leuten auszuliefern, sie erklärte ihm, dass das Sie die erste Sicherheitsschranke im Leben sei und ein Zeichen des Respekts, den man der Menschheit insgesamt schulde. Unser Kind siezte also alles und jeden, die Händler, unsere Freunde, die Gäste, unseren Taugenichts, die Sonne, die Wolken, die Dinge und alle Elemente. Auch brachte sie ihm bei, den Damen seine Gunst zu erweisen, indem er sie mit Komplimenten überschüttete. Sie empfahl ihm, kleinen Mädchen seines Alters durch Handküsse seine Aufwartung zu machen, sodass sich unsere Spaziergänge durch die Stadt, die Straßen und Parks entzückend und wie aus der Zeit gefallen gestalteten. Das musste man gesehen haben, wie er aus seinem Sandkasten kletterte und zu den kleinen Mädchen trippelte, die ihn perplex ansahen, wenn er ihre Hände mit Küssen bedeckte. Das musste man gesehen haben, wie die Kundschaft der großen Kaufhäuser glotzte, wie sie ihm mit großen Kuhaugen hinterherblickte und dabei völlig ihre Einkaufslisten vergaß, wenn er sich ehrerbietig verbeugte, um jemandem Reverenz zu erweisen. Einige Mütter, die das sahen, wandten sich um und standen vor ihrem eigenen Sohn, im Kinderwagen, mit offenem Mund und Kekskrümeln drumherum, das ist ja unerhört, schienen sie sich zu fragen, ist mein Kind missraten oder das andere gestört?

Seine Bewunderung für seine Mutter war grenzenlos, und darauf war sie so stolz, dass sie alles Mögliche tat, um ihn zu beeindrucken. Wo Kinder üblicherweise unter sich auf dem Schulhof um die Wette protzen, einander herausfordern oder sich sonst etwas ausdenken, um auf sich aufmerksam zu machen, tat er das mit seiner Mutter. Sie übertrafen sich gegenseitig mit Frechheiten und Einfällen, um den anderen zum Lachen zu bringen und sich seine Bewunderung zu verdienen. Sie verwüsteten unseren Salon, der ihnen mal als Turnhalle, mal als Kunstatelier diente, sie sprangen, zündelten, malten, brüllten, machten alles schmutzig, und ein Tag war verrückter als der nächste. Großmaulig stand er vor ihr, die Hände in die Hüften gestemmt, und warf ihr zu: »Ich glaube nicht, dass Sie das können, Maman, das ist schrecklich gefährlich, wissen Sie, es ist besser, Sie geben jetzt auf, und ich habe gewonnen!«

»Ganz bestimmt nicht, hören Sie? Niemals gebe ich auf!«, antwortete sie und sprang ein letztes Mal vom Sofa ab, um über den Tisch zu fliegen und unter seinem Applaus und Bravorufen in einem der Lehnsessel zu landen.

Auch war er von einer rührenden Liebe zu Taugenichts entbrannt, dem er eine Zeitlang auf Schritt und Tritt folgte. Er lief ihm überall hinterher, ging wie er, ahmte die Windungen seines Halses nach, versuchte im Stehen zu schlafen und teilte mit ihm das Essen. Einmal fanden wir die beiden nachts in der Küche, wo sie sich eine Dose Sardinen zu Gemüte führten und dabei mit Krallen und Pfoten in Öl badeten. Auch wollte er ihn gerne in seine Spiele einschließen.

»Papa, Taugenichts versteht die Regeln nicht, aber auch gar nicht, bringen Sie mir bei, mit ihm zu sprechen, dann kann ich ihm erklären, wie das Spiel funktioniert«, bat er mich, während der Vogel auf einem Brettspiel herumtrampelte.

»Sie müssen mit Händen, Augen und dem Herzen zu ihm sprechen, eine bessere Art der Rede gibt es nicht«, erklärte ich ihm. Ich konnte nicht ahnen, dass er wochenlang eine Hand auf sein Herz und die andere auf den Kopf des Federviehs legen würde, um mit weit geöffneten Augen in seine Vogellinsen zu starren, ohne auch nur einmal zu zwinkern.

Und ich, ich spielte in diesem Zirkus die Rolle des Direktors und dirigierte im Goldlitzenfrack und mit Taktstock Gelüste, Wettkämpfe, Orgien, Fantasien und was sonst noch Verrücktes aufgeführt wurde. Es gab keinen Tag ohne einen Haufen irrwitziger Ideen und keinen Abend ohne improvisierte Diners und spontane Partys. Wenn ich abends von der Arbeit heimkam, traf ich im Treppenhaus meinen alten Kameraden, den Senator, er war verschwitzt und nachlässig gekleidet und trug Kisten von Wein, Blumensträuße oder Platten voll Feinkost auf dem Arm.

»Da oben geht die Post ab, Sturmwarnung! Zieh dein Regenzeugs an, mein Freund, heute wird es nass, und anbrennen lassen wir auch nichts!«, freute er sich.

Als Nächster kam mir im Treppenhaus mein Sohn entgegen; mit angemaltem Bart, über einem Auge eine Klappe, das andere hochmütig dreinblickend, mit Piratenhut auf dem Kopf und fröhlich auf seinem falschen Holzbein hinkend, empfing er die Gäste. Im Salon hing die Gattin am Telefon, in Pumphose, ein Totenkopftattoo auf dem üppigen Dekolleté, und forderte für die kurz bevorstehende Enterung der königlichen Flotte sofortige Verstärkung an, um die Laderäume eines bereits trunkenen Schiffs zu plündern.

»Ich mache jetzt Schluss, soeben trifft der Kapitän des Kahns ein, kommen Sie bald, sonst verdunstet der Rum!«

Unser Sohn verschlief keine Party, er lernte tanzen, Flaschen entkorken, Cocktails mixen und verkleidete und schminkte mit Schuft die auf dem Sofa eingeschlafenen Gäste, um sie zu fotografieren. Er bog sich vor Lachen, wenn Schuft nackt aus seinem Zimmer kam und schrie, dass er sich in einem Fass Wodka ersäufen wolle. Gemeinsam heckten sie einen raffinierten Plan aus, um Schuft jene Damen und Fräulein in die Arme zu treiben, die er gerne in sein Zimmer mitnehmen wollte. Schuft bedeutete diskret seine augenblickliche Favoritin und beauftragte unseren Sohn, sie mit allerlei Trinkbarem zu umgeben und ihr seine alkoholischen Kompositionen mit Unschuldsmiene anzubieten, und weil die Damen dem Kleinen eine Freude machen wollten, lehnte keine das jemals ab. Waren sie dann weichgekocht, setzte Schuft sich neben sie, um von seiner Macht zu tönen, von seinen Treffen mit dem Präsidenten zu erzählen und von all den Vorteilen, die die Bekanntschaft mit einer solchen Persönlichkeit mit sich brachte. Dann nahm er sie in sein Schlafzimmer mit, um sie von seiner Fürsorglichkeit kosten zu lassen und mit Häppchen seiner Bekanntheit zu füttern. Eines Nachts, vielleicht aus dem Gedanken heraus, sich selbstständig zu machen, hatte unser Sohn sich ebenfalls einen schönen Gast ins Zimmer geholt. Er knöpfte sein Hemd auf, zog seine kleine Hose aus, schmiss seinen Schlüpfer weit von sich und begann, nackt auf dem Bett zu hüpfen, vor den Augen der sehr entzückten, leicht geschmeichelten und auch etwas verunsicherten jungen Frau.

Nun, was die Erziehung unseres reizenden Sprösslings anging, so ist unter den beschriebenen Umständen zwangsweise nichts gelaufen, wie es sollte. Er verbrachte Nächte in galanter Gesellschaft, machte mit Erwachsenen Konversation, folgte so mancher anspruchsvollen Diskussion oder lauschte den flammenden Monologen beflügelter Schluckspechte, sodass ihm seine Tage in der Schule fade vorkamen und von grauer Banalität besetzt. Genau genommen waren es keine Tage, sondern Nachmittage, denn nach diesen Partys schickten wir ihn fast ausnahmslos erst am Nachmittag in die Schule. Wenn Marine und ich dann am nächsten Tag mit fahlen Gesichtern und den üblichen dunklen Brillen bei der Lehrerin einliefen und ihr himmelschreiende Lügengeschichten auftischten, mit denen wir sein wiederholtes Fehlen zu entschuldigen suchten, sah sie uns nur konsterniert an. Eines Tages schäumte sie vor Wut und sagte, dass man in dieser Schule nicht nach Lust und Laune ein und aus gehen könne wie in einem Taubenschlag, worauf meine charmante Gattin, voll geladen, aber scheinbar entspannt, parierte: »Das ist sehr schade, denn, sehen Sie, ein Taubenschlag, der ist wenigstens für etwas gut. Von der Schule hat er nichts, man liest ihm Bücher in Großdruck vor, und was lernt er hier? Bei uns lauscht er nachts schöner Prosa, bespricht mit Buchhändlern die neueste Literatur, diskutiert mit Diplomaten über Dinge von Welt, jagt mit seinem Freund, dem Senator, junges Wild, unterhält sich mit Ausnahmebankern über Steuern und Geld, Bürgerliche und Marquisen liegen ihm gleichsam zu Füßen, und Sie erzählen uns etwas von Zeiten, an die wir uns halten sollen! Was wollen Sie eigentlich? Soll er Beamter werden? Mein Sohn ist ein Nachtvogel und belesen, das Lexikon hat er schon dreimal durch, und Sie wollen aus ihm eine ölverklebte Möwe machen, die sich in einem düsteren Meer aus Langeweile über Wasser zu halten versucht! Genau um das zu verhindern, kommt er nur nachmittags!«

Ich hatte mit starrem Lächeln und über die Brille hinweg amüsiert dabei zugesehen, wie sie ihre Fuhre abenteuerlichster Argumente auf der Lehrerin ablud, während unser Sohn um sie herumflog und mit seinen gebildeten, imaginären Nachtvogelschwingen schlug. Nach diesem soundsovielten Schlagabtausch war mir klar, dass die Tage unseres Sohnes in der Schule gezählt waren, dass dieser Schulrhythmus, à la carte und allgemein, nicht mehr von Dauer sein konnte.

Er dachte, es sei ein Spiel, meistens sah er seine Mutter an und lachte und glaubte, sie gäbe eine ihrer überdrehten Rollen zum Besten. Er dachte, es sei ein Spiel, also ließ ich mir die Überraschung und meinen Verdruss nicht anmerken. Bis sie mich eines Abends, nach einem ruhigen Tag, den sie mit Lesen verbracht hatte, mit erregter Stimme und großen Augen ernsthaft betroffen fragte: »Sagen Sie, Georges, bringen Sie Licht in mein Dunkel, ich befürchte, ich verstehe das nicht … Josephine Baker war während des Krieges nicht in Paris, Sie können sie nicht getroffen haben! Wozu haben Sie mich diesen ganzen Unsinn glauben lassen? Sie können nicht mein Großvater sein, die Daten stimmen nicht überein. In dieser Biografie steht es schwarz auf weiß, oder ist das alles erlogen? Das ist unmöglich, völlig unmöglich! Unmöglich, hören Sie, ganz unmöglich! Ich habe schon keinen Vornamen, und jetzt werde ich von diesem Buch auch noch meiner Herkunft beraubt. Wer sagt mir, dass Sie wirklich mein Mann sind? In welchem Buch steht geschrieben, dass Sie es nicht doch mit Dracula trieben?«

Ich hörte sehr wohl die Verzweiflung in ihrer Stimme, und ich wusste, dass ihre Rede diesmal keine Spinnerei war. Sie wirkte furchtbar ernst, über ihre Augen hatte sich ein Schleier gelegt, ihr Blick war nach innen gekehrt, und ihre Welt brach zusammen, während ich den Boden unter den Füßen verlor. Unser Sohn kugelte sich vor Lachen und begann, ohne Sinn und Zusammenhang einen Stammbaum aufs Papier zu kritzeln, Colette sah mich an, wie man einen Unbekannten auf der Straße ansieht, einen Unbekannten, den man schon einmal getroffen zu haben meint. Ihr Finger war auf mich gerichtet, mit offenem Mund und gerunzelten Brauen forderte sie eine Antwort und war doch schon verloren. Sie wiegte den Kopf und wisperte vage etwas, es wirkte, als schüttele sie ihn vorsichtig, damit alles an seinen Platz zurückglitt und sie wieder zu Sinnen käme.

»Ich muss mich etwas hinlegen, ich bin völlig von der Rolle, Sie machen mich ganz wuschig mit Ihrem Gerede«, stöhnte sie auf dem Weg ins Zimmer. Sie ging mit gesenktem Kopf, den Blick auf ihre linke Hand geheftet, mit deren Daumen sie auf den Linien der rechten herumdrückte.

»Wer ist denn Maman jetzt eigentlich? Meine Großmutter? Und ist Josephine Baker dann meine Urgroßmutter? Ich muss das für mein Bild wissen, sonst sieht der Stammbaum komisch aus, es sind weniger Zweige als Köpfe darauf«, überlegte unser Sohn und kaute auf einem Stift herum.

»Weißt du, mein Junge, Sophie hat viel Fantasie, sie spielt mit allem, sogar mit ihrer Herkunft, aber hier, in diesem Baum, ist deine Mutter Wurzel, Laub, Äste und Krone in einem, und wir, wir sind die Gärtner, wir sorgen dafür, dass der Baum aufrecht steht und nicht eingeht«, antwortete ich. Ich hatte das wirre Bild in erzwungenen Enthusiasmus gehüllt, und er nahm seine Aufgabe zweifelnd an, ohne sie jedoch wirklich zu begreifen.

Nach dem Brand konnte ich mir nichts mehr vormachen: Die Flammen, der Rauch, die Feuerwehrleute, das verkohlte Plastik auf den Schultern meiner geliebten Frau und all diese Traurigkeit, die sich hinter ihrer Euphorie verbarg, kamen von mehr als einem Schabernack. Ich hatte zugesehen, wie mein Sohn die goldene Decke über sie breitete und sorgfältig bis zu ihren Schultern hochzog, um den Brei von geschmolzenem Plastik und die Ascheschicht zu bedecken, er zog sie hoch, um zu verstecken, um sie nicht mehr zu sehen, nicht mehr sehen zu müssen, die verbrannten Rückstände seiner unbesorgten, in Rauch aufgegangenen Kindheit. Er hatte die Ruhe bewahrt und im Unglück sehr große Tapferkeit bewiesen, war ernst und konzentriert geblieben, als seine Mutter von der Polizei befragt und einer Reihe ärztlicher Untersuchungen unterzogen wurde. Kein Mal hatte er den Kopf hängen lassen, keine Träne war über sein stolzes, entschlossenes Gesicht gerollt. Einzig seine durchgedrückten Arme und die kleinen, in den Taschen versenkten, geballten Fäuste vermittelten eine Ahnung von seinem Leid, und wenn er über die Ereignisse sprach, war sein Gesicht ernst und konzentriert.

»Verflucht noch mal, wir werden schon eine Lösung finden, stimmt's, Papa? Wir können doch nicht einfach so ohne sie weitermachen! Diesem ganzen Mist muss man mal einen Arschtritt verpassen!«, entfuhr es ihm dann doch, als man ihm sagte, dass seine Mutter eingewiesen werden müsse, und er nahm Anlauf und schwang sein Bein durch die Luft.

Als er und ich abends alleine nach Hause liefen, ging mir auf, wie recht er hatte. Wir waren an einem Punkt angekommen, wo wir tatsächlich keine andere Wahl hatten, als der Vernunft einen Arschtritt zu verpassen.

Ich hatte ihn schützen, ihm eine furchtbare Wahrheit ersparen wollen, als ich ihm erzählte, dass seine Mutter eines Tages wieder nach Hause käme. Dabei hatten die Ärzte das genaue Gegenteil gesagt, sie werde nie mehr rauskommen, denn ihr Zustand würde bald schlimmer und schlimmer; dieses deprimierende Gebäude, wie sie es genannt hatte, sei ihre einzige Zukunft. Ich hatte ihm nicht erzählt, dass sie dort sterben sollte, um die Nerven der anderen zu schonen. An jenem schönen Frühlingsabend, als wir durch die Straßen schlenderten, als ich die Hand meines Sohnes in der meinen spürte, war ich nicht mehr der glückliche Idiot, der ich mich immer gerühmt hatte zu sein; der erste Teil meines Titels war mir abhandengekommen und hatte sich aufgelöst. Als ich seiner Mutter begegnet war, war ich bereit gewesen, das Wagnis einzugehen, ich machte mich mit den Grundsätzen bekannt, unterzeichnete den Vertrag, akzeptierte die allgemeinen Geschäftsbedingungen und war über die Gegenleistungen informiert. Ich bereute nichts, ich wollte dieses köstliche Außenseiterdasein nicht bereuen, ich wollte der Wirklichkeit ein Schnippchen schlagen, wollte Konventionen, Uhren und Jahreszeiten den Mittelfinger zeigen, dem Was-werden-bloß-die-anderen-denken die Zunge rausstrecken. Von nun an hatten wir keine andere Wahl mehr, als der Vernunft einen Tritt in den Arsch zu verpassen, und wenn wir den Vertrag um diesen Zusatz ergänzen müssten. Nach Jahren voller Feste und Reisen, voll überdrehter Heiterkeit und Ausgelassenheit, tat ich mich schwer bei der Vorstellung, meinem Sohn erklären zu müssen, dass nun alles vorbei war, dass wir von nun an jeden Tag ins Krankenhaus führen, um seiner Mutter in ihrem Zimmer beim Delirieren zuzusehen, dass seine Mutter geisteskrank war und wir nur brav abwarten müssten, bis sie endgültig abtauchte. Ich log ihn an, damit das Spiel nicht zu Ende war.

Louises Zustand war wechselhaft, wir wussten nie recht, in welchem Zustand wir sie antreffen würden, weswegen unser Kleiner jedem Besuch ängstlich entgegensah. Durch die Medikamente war sie einigermaßen ausgeglichen und zum Teil wie früher, freundlich übergeschnappt, als wäre nie etwas anders gewesen. Aber manchmal, da drückten wir die Tür auf und trafen sie mitten in einer Konversation mit ihrem Dämon an, sie diskutierte mit ihren Geistern, hatte die Hände gefaltet und psalmodierte, wie und was ihr eben einfiel. Sie hatte in kürzester Zeit die Herzen der anderen Patienten gewonnen und die Zuneigung des Pflegepersonals, das ihr alle Grillen verzieh und ihr zu Füßen lag wie einer Marquise. Unser Sohn hatte rasch seine Fixpunkte gefunden in diesem Labyrinth aus Fluren, wo verlorene Seelen dahindrifteten, getragen von ziellos umhergeisternden Körpern. Er hatte sich ein Ritual angewöhnt, das einen Besuch bei allen ihm ans Herz gewachsenen Insassen vorsah. Erst ging er einem schizophrenen Musikamateur den Spucknapf halten, dann ließ er sich am Bett einer ehemals Kriminellen nieder, die von sehr starken Medikamenten außer Gefecht gesetzt worden war. Ich nutzte seine Abwesenheiten, um seiner Mutter den Plan für die Operation »Liberty Bojangles« zu unterbreiten. Louise war begeistert gewesen davon und merkte ganz richtig an, dass auch ich mich um einen Platz in dieser Klapse verdient gemacht hätte. »Georges, mein Schatz, ich hätte Ihnen gern von meinen Pillen angeboten, nur habe ich sie leider heute schon alle geschluckt! Morgen schaffe ich ein paar beiseite, versprochen. Die Operation Liberty Bojangles kann keinem gesunden Geist entsprungen sein.«

Das Unternehmen Liberty Bojangles war der Tritt in den Arsch der Vernunft, den mein Sohn angeregt hatte. Ich wollte mich nicht damit abfinden, den Roman, der unser Leben war, ohne theatralischen Schlusspunkt zu beenden. Wir mussten doch unserem Sohn ein Ende bieten, das auf der Höhe der Erzählung lag, ein Finale, das es in sich hatte, ein Ende voller Heiterkeit und Gefühle. Louise äußerte den Wunsch, den Plan in ihrem Namen durchzuführen, sie fand, das wäre die schönste Ehrung, sich mit der Entführung als Diadem zu krönen zur Königin der Irrenanstalt. Kurz, sie träumte davon, ihren Sohn ein letztes Mal zu beeindrucken.

9

Ungefähr zehn Meter unterhalb unserer Terrasse stand eine gewaltige Kiefer. Sie war schon immer da gewesen, und manchmal, wenn wir Weihnachten in Spanien verbrachten, war sie unser Tannenbaum. Einen ganzen Tag brauchten meine Eltern und ich, um ihn zu schmücken, mit einer Leiter legten wir ihm Glitzergirlanden und Blinklichter um, ließen Wattewolken auf ihn niederschneien und zierten seine Spitze mit einem riesigen Stern. Es war eine sehr schöne Kiefer, und es war immer ein sehr schönes Fest.

Aber wie es eben so ging, auch die Kiefer war gewachsen, und seit wir uns hierhin zurückgezogen hatten, schimpfte Maman auf den Baum, der uns die Sicht versperrte. Sie sagte, seinetwegen sähen wir den See nicht mehr, seinetwegen sei die Terrasse schattig, und käme einmal ein Unwetter, würde er uns erst das Dach zerstören und dann auf den Kopf fallen. So harmlos er auch wirke, eines schönen Morgens würde er zum Mörder mutieren. Das sagte sie jedes Mal, wenn sie an dem Baum vorbeikam, und weil man ihn von allen Fenstern aus sah, sagte sie es ständig. Papa und ich hatten kein Problem mit der Kiefer, sie störte uns nicht; um den See zu sehen, musste man nur ein paar Schritte um sie herumgehen, aber Maman war besessen davon.

Der Baum stand am äußersten Rand unseres Grundstücks und gehörte uns nicht, also gingen Papa und ich zum Bürgermeister des Dorfes und baten darum, ihn fällen zu dürfen. Aber der Bürgermeister lehnte ab, er meinte, wenn jeder fällte, was ihn störte, gäbe es bald keinen Wald mehr. Auf dem Weg nach Hause bekannte Papa, er pflichte dem Bürgermeister durchaus bei, und dennoch habe der Baum auf Maman einen negativen Einfluss, weswegen unbedingt eine Lösung hermüsse, um den Hausfrieden nicht zu stören. Ich wusste wirklich nicht, was ich darüber denken sollte, wollte ich Maman lieber glücklich sehen oder doch besser den Wald zerstören? Es war kompliziert.

Mit Ausnahme von Schuft, der seine Senatorenferien noch immer bei uns verbrachte, mit mir Kleckerball spielte und an der Vollendung seines Lebens feilte, indem er sich den Bauch vollschlug und auf der Terrasse grillte wie eh und je, empfingen wir keine Gäste mehr. Beim ersten Mal brachte er Taugenichts im Auto mit. Der hatte während der Reise unaufhörlich trompetet und mit den Flügeln geschlagen, seinen Schnabel gegen die Scheiben gestoßen und die Rückbank versaut, weswegen Schuft uns in einem Zustand höchster geistiger und körperlicher Ermattung erreichte. Und weil es immer schlimmer kommen kann, hatte es auch an der Grenze Ärger gegeben, die Papiere, das Gepäck, das Auto, alles hatte der Posten kontrolliert, und als Schuft erklärte, er sei Senator, ging es wieder von vorne los, denn man hielt ihn für einen Hochstapler. Als er aus dem Auto stieg, schwor er, Taugenichts niemals in seinem Leben mehr sehen zu wollen, nicht einmal gemalt, und ginge es nach ihm, er würde ihn am Spieß rösten und allein aufessen, bei einer guten Flasche Bourgueil. Taugenichts seinerseits war sogleich zum See geeilt und den ganzen Tag dort geblieben, um zu schmollen. Als Schuft nach Paris zurückfuhr, in sein Palais du Luxembourg, blieben wir zu viert zurück, und das war uns bei Weitem genug.

Manchmal rief Papa die Polizei an, um sich zu erkundigen, wie es um die Ermittlungen stand. Dann schaltete er den Lautsprecher ein und Maman hörte den Ordnungshüter sagen, dass man sie nicht gefunden habe. Wir lachten, hielten uns die Hände vor den Mund, um keinen Lärm zu machen, während Vater mit trauriger Stimme jammerte: »Das ist schrecklich, ich verstehe das nicht, irgendwo muss sie doch sein! Und Sie haben sicher nicht die geringste Spur?«

Da antwortete der Polizist ganz betreten, dass sie mit den Ermittlungen auf der Stelle träten, man aber nicht aufhören werde zu suchen. Und jedes Mal, wenn Papa auflegte, rief ich: »Wenn sie in Paris noch mit den Ermittlungen auf der Stelle treten, brauchen sie sicher noch lange! Es ist mit dem Auto oder dem Flugzeug schon schwer, da kann das zu Fuß noch sehr, sehr lange dauern hierher.«

Meine Eltern lachten darüber immer laut.

Jeden Morgen, wenn Papa und ich noch schliefen, ging Maman mit Taugenichts im See schwimmen. Sie sprang von den Felsen, dann ließ sie sich auf dem Wasser treiben und sah dabei die Sonne aufgehen, und Taugenichts schwamm kreischend um sie herum oder ging mit seinem Schnabel auf Fischfang, allerdings ohne jeden Erfolg. Aus ihm war mit der Zeit ein Salonlöwe geworden, er fraß Thunfisch aus Dosen, hörte klassische Musik, trug Colliers und mischte bei Cocktailempfängen mit, er war an diese Dinge nicht mehr gewöhnt.

»Ich liebe es, hoch in den Himmel zu schauen und dabei dem Gurgeln des Wassers aus der Tiefe zu lauschen, da fühle ich mich, als wäre ich woanders, es gibt nichts Schöneres, um einen Tag zu beginnen!«, sagte Maman bei ihrer Rückkehr und bereitete uns ein opulentes Frühstück, mit dem Saft von Orangen, die wir im Garten gepflückt hatten, und Honig aus den Bienenwaben unseres Nachbarn.

Danach schlenderten wir über die Märkte in den kleinen Dörfern rund ums Schloss, jeden Tag ein anderes Dorf, jeden Tag ein anderer Markt. Ich kannte alle Händler beim Vornamen, häufig schenkten sie mir Obst und manchmal Säckchen mit Mandeln; um sie zu essen, hockten wir uns auf einen Stein oder auf den Rand des Gehwegs und knackten oder zerdrückten sie mit unseren Absätzen. Die Fischhändler gaben uns reichlich Ratschläge, wie wir etwas zubereiten und kochen sollten. Die Fleischer verrieten uns spanische Rezepte für Schwein in Salzkruste oder Knoblauchmayonnaise oder solche für die noch ausgefallenere Paella, wo man Fisch, Fleisch, Reis, Paprika und was sonst noch da war gleichzeitig hineingab. Dann tranken wir auf den kleinen weißgoldenen Plätzen Kaffee, Papa las Zeitung und lachte in sich hinein, weil er die Welt verrückt fand, und Maman bat mich, ihr Fantasiegeschichten zu erzählen, während sie Zigaretten rauchte und mit geschlossenen Augen das Gesicht zur Sonne drehte wie eine Blume. Wenn mir nichts anderes einfiel, erzählte ich aus unserem Leben von gestern und vorgestern und schmückte es mit kleinen Lügen aus, das war meistens um Längen besser als alle Geschichten, die ich mir ausdenken konnte. Nach dem Mittagessen ließen wir Papa sich in Ruhe auf seinen Roman konzentrieren – das tat er in der Hängematte und mit geschlossenen Augen –, und wir gingen zum See; wenn es heiß war, badeten wir oder pflückten Blumen, und war es zu kalt, ließen wir Steine flitschen. Zurück beim Schloss trafen wir auf Papa, der hart gearbeitet hatte, sein Gesicht war ganz zerknautscht, sein Haar voll mit Laub, sein Kopf prall von Ideen. Zum Aperitif gab es Bojangles, wir drehten voll auf, und später am Abend wurde gegrillt. Maman zeigte mir, wie man tanzte, Rockmusik, Jazz,

Flamenco, egal, ob mitreißend oder gediegen, zu jeder Melodie kannte sie Schritte. Jeden Abend vor dem Schlafen erlaubten sie mir zu rauchen, damit wir Ringe blasen konnten. Dann bliesen wir Ringe um die Wette und sahen ihnen hinterher, wie sie sich zu den Sternen hin auflösten, und bei jedem Zug freuten wir uns mehr über unser neues Leben auf der Flucht.

Leider begann Mamans Gehirn nach einer Weile wieder mit dem Umzug, in Schüben. Wegen nichts und wieder nichts überfielen sie aus heiterem Himmel aberwitzige Wahnanfälle, die nach zwanzig Minuten bis einer Stunde so schnell wieder verflogen, wie sie gekommen waren. Dann war wochenlang nichts.

Machte ihr Wahn sie aggressiv, schimpfte sie nicht mehr nur auf die Kiefer, dann fühlte sie sich von heute auf morgen von allem bedroht. Einmal waren es die Teller. Als die Sonne sich im Porzellan spiegelte, verdächtigte sie sie, uns blenden zu wollen. Ein anderes Mal war sie drauf und dran, ihre Leinenkleider ins Feuer zu werfen, weil sie ihr auf der Haut brannten, sie sah Flecken auf ihren Armen, wo keine waren und kratzte sich den ganzen Tag bis aufs Blut. Wieder einen anderen Tag war das Seewasser vergiftet, es hatte vom Regen in der Nacht einfach eine andere Farbe bekommen. Und am darauffolgenden Tag ging sie schwimmen, aß von den Porzellantellern und trug dabei ihr Leinenkleid, als wäre nichts gewesen. Systematisch rief sie uns als Zeugen an, um uns die Wirklichkeit ihrer Wahnvorstellungen zu beweisen, und

Papa versuchte stets, sie zu beruhigen und ihr zu zeigen, dass sie sich irrte, aber das funktionierte nie. Sie war außer sich, brüllte, gestikulierte, sah uns mit beängstigendem Lächeln an und warf uns unsere Klarsicht vor: »Sie verstehen nicht, ja sehen Sie es denn nicht, es ist vor Ihren Augen, und Sie sehen es nicht!«

Meistens erinnerte sie sich nicht an das, was sie zuvor getan hatte, und Papa und ich erzählten ihr nichts, wir taten, als wäre nichts gewesen, was sollten wir auch mit dem Messer in der Wunde bohren. Es war schon so schwer genug, da hatten wir keine Lust, es noch einmal durchzumachen, nicht einmal in Worten. Manchmal wurde ihr plötzlich klar, dass sie zu weit gegangen war, dass sie wirres Zeug geredet hatte, und das war das Schlimmste, da hatten wir keine Angst mehr um sie, vielmehr tat sie uns einfach leid, unendlich leid. Sie zog sich dann zurück und weinte und weinte und konnte gar nicht mehr aufhören, wie wenn man am Berg zu viel Schwung hat – und ihre Tränen kamen von weit oben, ihre Tränen kamen von weit her, die Sturzflut riss sie mit. Ihre Schminke riss die Flut auch mit, sie löste sich auf und verteilte sich übers Gesicht, tropfte von Wimpern und Lidern hinab, verschmierte ihre runden Wangen, auf der Flucht vor dem bangen Blick ihrer Augen, die so erschreckend schön waren. Nach dem Kummer kam die Verzweiflung, sie saß in einer Ecke, das Haar vor dem Gesicht, den Kopf eingezogen, sie schlug mit den Beinen und schnappte sehr laut nach Luft, wie nach einem Rennen. Als wollte sie ihrer Traurigkeit einfach davonlaufen, ganz einfach.

Papa und ich fühlten uns ganz und gar nutzlos angesichts dieses Zustands. Er konnte ihr sanft zureden und sie trösten, ich konnte sie streicheln und umarmen, aber in diesen Momenten nützte das alles nichts, sie war untröstlich, zwischen ihren Problemen und ihr war kein Fingerbreit für uns, der Platz war uneinnehmbar.

Um Ausmaß und Dauer der Krisen einzuschränken, beriefen wir eines Nachmittags den Kriegsrat ein. Auf der Terrasse und zu dritt berieten wir, mit welchem Geschütz wir gegen das große Unglück zu Felde ziehen wollten. Papa legte Maman nahe, nicht mehr den ganzen Tag und zu jeder Zeit Cocktails zu trinken, er meinte, immer Durst zu haben, mache die Sache auch nicht besser. Wenn auch nicht sicher war, dass die Cocktails den Umzug beschleunigten, so lag zumindest auf der Hand, dass sie ihn auch nicht ausbremsten. Schweren Herzens willigte Maman ein, denn Cocktails waren ihre große Leidenschaft. Sie handelte allerdings ein Glas Wein zu jedem Essen heraus, mit dem Argument, es sei wenig ratsam, sie in Kriegszeiten jeglicher Munition zu berauben.

Sie begab sich freiwillig in Gefangenschaft und bat uns darum, sie auf dem Dachboden einzusperren, sobald der Wahn seine Nasenspitze durch die Tür streckte. Sie erklärte uns, dass sie ihren alten Dämonen nur im Dunkeln in die Augen sehen könne. Unendlich traurig gab Papa nach, stopfte die Schießscharten zu, klopfte Staub aus, fegte Spinnweben weg und stellte auf dem Dachboden ein Bett auf. Man muss wirklich sehr verliebt sein, wenn man einwilligt, seine Frau in so einen üblen Raum zu sperren, damit sie sich beruhigt. Zu sehen, wie Vater sie auf den Dachboden brachte, jedes Mal, wenn der Wahn kam, war grauenhaft. Maman brüllte, und er, er redete sanft auf sie ein, was sollte er auch sonst tun. Ich hielt mir die Ohren zu, und wenn es zu lange dauerte, ging ich hinunter zum See und versuchte, nicht mehr an den Dreck zu denken, den das Leben für uns bereithielt, manchmal hörte ich Mamans Schreie allerdings bis zum Wasser, dann sang ich sehr laut und wartete, bis aus dem Gebrüll Geflüster wurde. Hatte sie die Schlacht gegen die Dämonen gewonnen und den Kampf gegen sich selbst, klopfte sie an die Tür und verließ den Dachboden als Siegerin, wenn auch sehr erschöpft und etwas beschämt. Obwohl sie nach ihren Dachbodenkrisen immer müde war, konnte sie nachts nicht schlafen, also nahm sie Tabletten. Denn nur wenn sie schlief, griffen die Dämonen nicht an, dann war Schonzeit für die Kriegerin.

Weil Maman ihren abendlichen Aperitif nicht mehr trinken sollte, nahm Papa seinen Cocktail und ging zur Kiefer. Und während er trank, goss er am Fuße des Baumes ein giftiges, explosives Gebräu in die Erde, und der Baum nahm es ahnungslos auf. Als ich

Papa fragte, wozu er seinen Aperitif mit dem Baum teile, erzählte er mir eine Geschichte, wie nur er sie sich ausdenken konnte. Er sagte mir, dass er den Aperitif mit dem Baum trinke, um dessen Weggang zu feiern, denn bald werde der Baum frei sein, man erwarte ihn, anderswo. Er sagte mir, er sei heimlich von Piraten kontaktiert worden, die den Stamm bräuchten, um daraus einen Schiffsmast zu machen, und weil er kein Unmensch sei, wolle er ihn nicht mit der Axt fällen, lieber warte er, bis es ihn von ganz allein umhaute, wie einen Großen.

»Weißt du, dieser Baum wird den Wald verlassen, um Ozeane und Meere zu überqueren, er wird die Welt umschiffen, sein Leben lang reisen, in Häfen vor Anker gehen, Stürmen trotzen und friedlich dahintreiben, seine Takelage wird ehrbar und schön sein, und mit der Totenkopfflagge am Topp erwartet ihn eine große Karriere als Freibeuterschiffsmast. Glaube mir, er wird glücklicher sein und sich nützlicher fühlen als hier, wo er einer von vielen ist und zu nichts zu gebrauchen!« So redete er und goss einen letzten Schluck Putzmittel über Wurzeln und Moos zu seinen Füßen.

Ich fragte mich, woher er all diese Geschichten schöpfte. Ich wusste sehr gut, dass er den Aperitif bei seinem Baum trank, damit Maman nicht noch verrückter wurde, die Kiefer sollte ganz einfach verschwinden. Aber wenn ich mir vorstellte, wie der Baum auf seinem Schiff in der Karibik kreuzte, an Bord Piraten auf Entdeckungsfahrt zu geheimen Inseln, beschloss ich, seine Geschichte zu glauben. Es war wie immer, er log zu schön, aus Liebe.

Wenn Maman nicht gerade in freiwilliger Gefangenschaft war, zeigte sie sich uns gegenüber von zunehmender Liebenswürdigkeit. Jeden Morgen brachte sie vom See einen kleinen Blumenstrauß mit, den sie auf unsere Nachttischchen stellte, manchmal schrieb sie einige Zeilen dazu, ein Zitat aus einem ihrer Bücher oder ein hübsches Gedicht. Sie verbrachte die Tage in Papas Armen, wenn ich nicht in ihren lag. Jedes Mal, wenn ich an ihr vorbeiging, griff sie nach meiner Hand und drückte mich an ihren Busen, damit ich ihr Herz schlagen hörte; sie lobte mich und erzählte von mir als Baby, wie sie im Zimmer der Klinik meine Ankunft gefeiert hatten, und von den Klagen der anderen Patienten über die Musik und den Lärm die ganze Nacht, und von langen Abenden, an denen sie sanft tanzte, um mich zu wiegen, und von meinen ersten Schritten hinter Taugenichts her, den ich an seinen Federbüscheln ziehen wollte, von meiner ersten Lüge, als ich den Vogel beschuldigte, in mein Bett gepinkelt zu haben, oder einfach von ihrer Freude, bei mir zu sein. Nie zuvor hatte sie solche Dinge zu mir gesagt, und ich mochte es, wenn sie mir Geschichten erzählte, an die ich mich nicht erinnern konnte, auch wenn in ihren Augen manchmal mehr Melancholie als Freude lag.

An San Jose bereiteten die Dorfbewohner ein Fest vor, das einen ganzen Tag andauern sollte. Am Morgen wurde zuerst eine gewaltige Heilige Jungfrau aus Holz mit Blumen geschmückt, es war wirklich fantastisch. Alle Familien kamen mit Bünden von roten und weißen Rosen auf den Armen herbei und legten sie der Statue zu Füßen, und nach und nach fertigten sie ihr aus den Blüten ein rotes Kleid mit weißem Muster und einen weißen Umhang mit rotem Muster; man muss es mit eigenen Augen gesehen haben, um es zu glauben. Am Morgen war da nur ein Kopf auf einem Holzgestell gewesen, am Abend trug die Heilige Jungfrau zur Feier mit den anderen ein duftendes Gewand. Den ganzen Tag flogen Knallkörper in alle Richtungen, das Tal dröhnte, am Anfang sprang ich jedes Mal auf, es war wie Krieg im Kino, aber den anderen machte es nichts aus. Papa erklärte mir, die Spanier seien Festtagskrieger, und ich fand Gefallen an dieser Art von Kampf, mit Blumen, Knallern und Sangria. Im Laufe des Tages füllten die Straßen des Dorfes sich mit Familien in traditionellem Gewand, die Leute kamen aus dem ganzen Tal und noch von weiter her. Vom Großvater bis zur Enkelin waren alle gekleidet wie vor hundert Jahren, sogar die Babys waren in farbenfrohe Spitze gehüllt, es war wunderschön. Damit auch wir für den Festtagskrieg gerüstet waren, hatte Maman uns Trachten gekauft, so stachen wir nicht aus der Menge heraus und wurden eins mit ihr. Im Gegensatz zu dem amerikanischen Matrosenanzug war ich glücklich über mein Glitzerjäckchen, die Pluderhose und die weißen Mokassins, denn wenn man gekleidet ist wie alle, macht man sich nie lächerlich. Maman hatte ihre verrückte Mähne mit einem schwarzen Spitzentuch gezähmt und trug ein bauschiges Kleid, wie die Königinnen in den Geschichtsbüchern. Ihr war so heiß in diesem Aufzug, dass sie sich ununterbrochen mit ihrem Fächer Luft zuwehte, der Fächer war aus schwarzem Stoff mit Schmetterlingen darauf, und sie wedelte so schnell, dass man das Gefühl hatte, die Schmetterlinge müssten jeden Moment davonfliegen. Am Nachmittag hatten die Straßen sich mit verkleideten Spaniern gefüllt, die andächtig umherzogen, denn das Fest war auch von gewissem Ernst. Sie waren stolz und fröhlich, und ich dachte, mit solchen Fiestas hätten sie auch allen Grund dazu.

Als es Nacht wurde, flammten in den Straßen Lagerfeuer und Fackeln auf, um die Tänze und das ganze Spektakel zu beleuchten. Auf dem Kirchplatz hatten die Bewohner eine Paella zubereitet, die so gigantisch groß war, dass man den Reis, der in der Mitte brodelte, mit langen Holzharken heranholen musste. In einem ungeheuren Drunter und Drüber bedienten sich alle und setzten sich, wie es eben ging, an Tisch oder Bank, jeder saß mit jedem, weil eine Fiesta wie eine Paella ist, ein geglücktes Durcheinander von Möglichem und Unmöglichem. Am Ende des Essens gab es ein Feuerwerk, das von überall losging, von den Dächern der Häuser, von den Bergen am Horizont, von den Kähnen am See, es knallte in allen Ecken, die Mauern des Dorfes flackerten in Feuerwerkfarben, und am Ende war der Himmel so hell und lichtgeflutet, dass man meinte, es wäre Tag. Für einen kurzen Augenblick hatte sich die Nacht aufgelöst, sie nahm auf ihre Weise an diesem hübschen Krieg teil; in diesem Moment sah ich die Tränen unter Mamans Mantille, Tränen, die unaufhörlich und gerade herabrollten, über ihre blassen, runden Wangen und über den Rand ihrer Lippen rannen und an ihrem zitternden, stolzen Kinn einen letzten Anlauf nahmen, bevor sie sich zu Boden warfen.

Nach dem Feuerwerk stieg eine große, schöne, in Rot und Schwarz gekleidete Frau auf die Treppe vor der Kirche, um, von ihren Musikern umrahmt, die Liebe zu besingen. Damit ihr Gesang noch lauter aus ihrer Kehle drang, begleitete sie ihre Worte mit zum Himmel gereckten Armen in die Welt, und ihre Lieder waren so schön, dass ich mich nicht gewundert hätte, wenn sie gleich geweint hätte, damit alles noch echter wirkte. Dann ging sie zu fröhlichen Liedern über, und die Leute klatschten rhythmisch und tanzten dazu, die Stimmung war magisch. Wie Marionetten wirbelten die Menschen, dass einem schwindelig werden konnte; wie Kreisel drehten sich die Kleider in einem Nebel bunt zerlaufender Farben; wie Figürchen hopsten die Tänzer in ihren Ballerinas umher. In Goldbrokat und Spitze, mit ihrem blassen Teint und den großen schwarzen Augen, ähnelten die kleinen Mädchen Museumspüppchen, sie waren furchtbar schön, vor allem eine unter ihnen. Ich konnte meinen Blick nicht abwenden, ich sah nichts anderes mehr als ihren Haarknoten, ihre hohe Stirn, ihren abwesenden Blick und ihre rosigen Wangen. Sie saß da, mir genau gegenüber, auf einer Bank, wedelte sanft mit ihrem Fächer und lächelte keck, und doch hatte ich das Gefühl, sie säße am anderen Ende der Welt. So wie ich sie angaffte, mussten unsere Blicke sich schließlich kreuzen, ich war wie versteinert, starr wie eine Krippenfigur, aber durch meinen Körper lief ein langer, zarter Schauder.

Kurz vor Mitternacht teilte sich die Menge vor der Kirchentreppe und bildete eine runde Tanzfläche. Eines nach dem anderen zogen die Paare nach vorn, um vor der Sängerin und ihrem Orchester zu tanzen. Da gab es betagte Paare, die tanzten mit ihren zerbrechlichen Knochen und all ihrer Erfahrung, für sie war der Tanz eine Wissenschaft, ihre Gesten waren exakt und millimetergenau, man hatte das Gefühl, sie konnten nichts anderes, nur tanzen und immerzu tanzen, und alle klatschten Beifall. Die jungen Paare stellten ihren harmonischen Überschwang zur Schau, sie bewegten sich so rasant, dass man meinte, ihre Kleider in den lebhaften Farben müssten gleich Feuer fangen. Sie verschlangen sich im Tanz mit den Augen, in einer seltsamen Mischung aus Beherrschung und Bewunderung, vor allem aber mit glühender Leidenschaft. Es gab auch Paare aus Jung und Alt, die waren wirklich entzückend. Da tanzte ein kleiner Junge mit seiner Großmutter und das kleine Mädchen mit seinem Vater, die Kleinen waren ungeschickt, planlos, aber liebevoll, und immer tanzten sie ernsthaft, mit Sorgfalt und Bedacht, das allein war den Anblick wert, und die Leute klatschten, um sie zu ermutigen. Da plötzlich sah ich Maman aus dem Nichts auf die Tanzfläche treten. Sie machte kleine Sprünge und hielt die eine Hand auf der Hüfte, während sie die andere meinem Vater anbot. Sie wirkte ganz sicher, und doch hatte ich Angst und dachte, dass sie sich keinen Fehler leisten dürften. Papa betrat die Tanzfläche mit gerecktem Kinn, und in der Menge war es ruhig geworden, neugierig beäugte man die Vorstellung der einzigen Fremden auf diesem Fest. Die Stille dauerte eine Ewigkeit, dann legten die Musiker los und meine Eltern begannen, sich langsam umeinander herum zu drehen, sie hielten die Köpfe leicht geneigt und schauten sich tief in die Augen, als suchten sie sich, als zähmten sie sich. Ich fand es schön, und es machte mir Angst. Dann begann die große rot-schwarze Frau zu singen, die Gitarren nahmen Tempo auf, die Becken vibrierten, die Kastagnetten klapperten, mein Kopf drehte sich, meine Eltern flogen. Sie flogen, meine Eltern, sie flogen umeinander, sie flogen, die Füße am Boden, den Kopf in der Luft, wirklich, sie flogen, und wenn sie landeten, hoben sie gleich wieder ab, wie zwei ungeduldige Wirbelwinde, nur um aufs Neue zu fliegen, voller Leidenschaft und entfesselt im glühenden Tanz. Nie zuvor hatte ich sie so tanzen sehen, es war wie ein erster Tanz und auch wie ein letzter. Ein Tanz wie ein Gebet, Anfang und Ende in einem. Sie tanzten, dass ihnen die Luft wegblieb, während ich meine anhielt, um nichts zu verpassen, nichts zu vergessen, um diesen wahnsinnigen Auftritt in Erinnerung zu behalten. Sie legten ihr ganzes Leben in diesen Tanz, das spürte die Menge genau, und die Leute klatschten wie verrückt, denn obwohl sie Fremde waren, tanzten sie nicht schlechter als sie. Donnernder Applaus begleitete ihre Verbeugung, Applaus, der im ganzen Tal widerhallte und einzig meinen Eltern galt; endlich konnte ich wieder atmen, ich freute mich für sie, und ich war nicht weniger erschöpft als sie.

Als meine Eltern mit den Dorfbewohnern Sangria tranken, stellte ich mich abseits, um den Augenblick zu genießen und sie ihren neuen Ruhm auskosten zu sehen. Ich saß auf einer Bank, trank ein Glas Milch und suchte mit den Augen die Menge nach meinem spanischen Püppchen ab. Da die kleinen Mädchen alle gleich gekleidet waren, kam es mir vor, als sähe ich sie überall, aber ich erspähte sie nirgends. Schließlich kam sie nach einiger Zeit von selbst zu mir. Völlig überraschend tauchte sie aus der Menge vor mir auf und kam langsam auf mich zu, das Gesicht hinter dem Fächer versteckt, wie in einem Roman, getragen von ihrem bauschigen, fließenden Kleid. Sie sprach, ohne mich direkt anzusehen, ein Spanisch, das ich nicht richtig verstand. Sie sprach, und aus ihrer Kehle kamen Worte herausgerollt, ihre Zunge schnalzte am Gaumen, und ich sah sie blöd an, Mund und Augen weit offen, wie ein Fisch an der Luft. Sie setzte sich neben mich und redete und redete, sie redete für zwei, weil sie sah, dass ich zu nichts imstande war. Sie stellte keine Fragen, das hörte man an der Satzmelodie, sie unterhielt sich einfach, und hin und wieder sah sie mich Fischkopf an, und das war sehr gut so. Sie teilte mit mir ihre Eindrücke und die Luft ihres Fächers, dann war sie kurz still, lächelte und erzählte weiter, sie schien gar nicht aufhören zu wollen, und das war perfekt, denn das verlangte auch niemand von ihr. Mitten im Satz neigte sie sich zu mir und küsste mich auf die Lippen, als wären wir verheiratet. Und ich, ich saß reglos da, wie ein Dummkopf, und bewegte mich um kein Jota, wie dumm konnte ein Dummkopf nur sein. Dann lachte sie und ging, nicht ohne sich zweimal nach mir frisch geangeltem Fischkopf umzusehen.

Zu Hause hatte ich das Licht gelöscht und mich schlafen gelegt, da hörte ich die Tür sich vorsichtig öffnen und sah Mamans Silhouette leise näher kommen. Behutsam streckte sie sich neben mir aus und legte ihre Arme um mich. Sie dachte, ich schlafe, also sprach sie leise, um mich nicht zu wecken. Mit geschlossenen Augen hörte ich sie flüstern. Ich spürte ihren warmen Atem in meinem Haar und die sanfte Haut ihres Daumens, der meine Wange streichelte. Ich hörte ihr zu, wie sie eine Geschichte erzählte, die nicht ihrer Fantasie entsprang – von einem entzückenden, intelligenten Kind, das der ganze Stolz seiner Eltern war. Die Geschichte einer Familie, die, wie alle Familien, ihre Probleme hatte, ihre Freuden und ihren Kummer, sich aber trotzdem liebte. Von einem wundervollen und großzügigen Vater mit blauen und eigentümlich rollenden Augen, der alles mit Freude und guter Laune getan habe, damit ihr Leben bestens verlief. Unglücklicherweise platzte mitten in diesen schönen Roman eine verrückte Krankheit, um über ihr Leben herzufallen und es zu zerstören. Mit tränenerstickter Stimme flüsterte Maman, dass sie eine Lösung gefunden habe, mit diesem Fluch umzugehen. Sie murmelte, dass es so besser sei, also glaubte ich ihr, mit geschlossenen Augen, und war erleichtert zu hören, dass wir in unser Leben vor dem Wahnsinn zurückkehren würden. Ich fühlte, wie ihre Finger auf meiner Stirn ein Kreuz malten und wie ihre feuchten Lippen mein Kinn küssten. Kaum war Maman gegangen, schlief ich voller Vertrauen und Zuversicht ein, ich dachte an unser Leben von morgen.

10

Am nächsten Morgen stand auf dem Terrassentisch, zwischen den Schälchen, dem Brotkorb und den Marmeladegläsern, ein wundervoller Strauß von Mimosen, Lavendel, Rosmarin, Mohnblumen, bunten Margeriten und noch vielem mehr. Als ich zum Geländer ging und auf den See schaute, sah ich Maman in ihrer weißen Tunika, sie ließ sich treiben, wie jeden Morgen. Eingebettet in Weiß, trieb sie auf dem Wasser, die Augen zum Himmel gerichtet, während ihre Ohren den Geräuschen der Tiefe lauschten; es gab für sie nichts Schöneres, um den Tag zu beginnen. Als ich mich umdrehte, war da Papa, der den Strauß glücklich und zufrieden ansah. Aber als er sich setzte, bemerkte er im Schatten der Blumen eine Schachtel mit Schlafmitteln, deren Kapseln sämtlich geöffnet und leer waren. Mit einem seltsamen Ausdruck sah er mich an, stand auf und rannte höllisch schnell den Hang hinunter zum See, und ich stand da, erstarrt in meinem Schlafanzug, und wollte das Drama nicht begreifen, das sich unten abspielte. Ich sah Papa rennen, ich sah Maman treiben, ich sah, wie Papa sich Mamans Körper näherte, der gerade abtrieb. Ich sah ihn kopfüber und in Kleidung ins Wasser springen, um zu Maman zu schwimmen, ich sah Maman sich langsam vom Ufer entfernen, mit gekreuzten Armen, in ihrem Nachtkleid aus weißem Leinen.

Nachdem Papa Maman aus dem See gezogen hatte, legte er sie auf die Kiesel. Er versuchte, sie wiederzubeleben, er berührte sie überall, drückte wie wild auf ihrer Brust herum, versuchte, sie ins Leben zurückzuholen, küsste sie, um ihr von seiner Luft zu geben, ihr seine Liebe und Gefühle zu Füßen zu legen. Ich erinnere mich nicht daran, hinuntergegangen zu sein, doch ich stand neben ihm und hielt Mamans eiskalte Hand, während er sie weiter küsste und mit ihr sprach. Er redete mit ihr, als hörte sie ihn, er redete mit ihr, als lebte sie, er sagte, dass es nicht schlimm sei, dass er sie verstehe, dass alles gut werden würde, dass sie sich keine Sorgen machen solle, dass sie schwierige Zeiten hätten, aber bald wieder beieinander wären. Und Maman sah ihn an, ließ ihn reden, sie wusste sehr gut, dass alles zu Ende war, dass er sich etwas vorlog. Also blieben Mamans Augen geöffnet, um ihn nicht zu quälen, manche Lügen waren noch immer besser als die Wahrheit. Ich wusste sehr gut, dass es zu Ende war, ich verstand jetzt den Sinn ihrer Worte in meinem Bett. Und ich weinte, ich weinte wie nie, weil ich im Dunkeln nicht die Augen geöffnet hatte, ich weinte, weil ich nicht verstanden hatte, was ihre Lösung war. Sie wollte verschwinden, uns Lebewohl sagen, gehen, um uns nicht zur Last zu fallen mit ihren Dachbodenkrisen und um uns ihre Schreie und das nicht enden wollende Gebrüll zu ersparen. Ich weinte, weil ich zu spät verstanden hatte, ganz einfach. Wenn ich nur die Augen geöffnet, ihr geantwortet, sie zurückgehalten hätte, damit sie bei mir schliefe, wenn ich ihr gesagt hätte, dass sie gut war, wie sie war, Wahnsinn hin oder her, dann hätte sie das sicher nicht getan, sie wäre sicher nicht ein letztes Mal schwimmen gegangen. Aber ich hatte nichts getan, nichts gesagt, und jetzt lag sie hier, der Körper kalt, die Augen woanders, und lauschte unserem Schmerz, ohne unsere mit Tränen und Angst erfüllten Augen zu sehen.

Wir drei waren lange am Ufer des Sees geblieben, so lange, dass Mamans Haar und ihr weißes Leinenkleid getrocknet waren. Ihr Haar flatterte leicht im Wind, der Wind hauchte Leben in ihr Gesicht. Den Blick verloren zwischen den langen Wimpern, mit leicht geöffneten Lippen, das Haar im Wind, blickte sie zum Himmel, wo sie hingegangen war. Wir drei waren lange am Ufer des Sees geblieben, um den Himmel zu betrachten, denn alle drei beisammen fühlten wir uns am wohlsten. Still saßen Papa und ich zusammen und versuchten, ihr die schlechte Wahl zu verzeihen, die sie getroffen hatte, und uns ein Leben ohne sie vorzustellen, obwohl sie noch bei uns war, in unseren Armen lag, die Sonne im Gesicht.

Oben hatte Papa Maman in einen Liegestuhl gelegt und ihre Augen geschlossen, die ihr jetzt nichts mehr nützten. Er rief den Dorfarzt an, nur wegen der Formalitäten – die Wahrheit kannten wir ja, und es gab auch nichts mehr zu tun. Papa und der Arzt redeten lange, abseits von mir, während ich Maman betrachtete, wie sie dalag, mit geschlossenen Augen, einen Arm nach unten und einen auf ihren Rippen, so als sonnte sie sich. Dann kam Papa zu mir und sagte, Maman sei tot, sie sei ertrunken, weil sie den Halt verloren habe. Er wusste nicht, was er sagen sollte, also erzählte er irgendetwas. Dabei wusste ich sehr wohl, dass man nicht eine ganze Schachtel Schlaftabletten schluckt, wenn man doch gerade erst aufgestanden war. Ich verstand sehr gut, dass sie für immer einschlafen wollte, denn nur im Schlaf hielten die Dämonen sich von ihr fern, nur im Schlaf konnte sie uns mit ihrem Wahn verschonen. Sie wollte ganz einfach für immer ausruhen. So hatte sie entschieden, und selbst wenn ich es traurig fand, so dachte ich doch, dass sie ihre Gründe gehabt haben musste und dass wir sie akzeptieren und verteidigen sollten, etwas anderes blieb uns ohnehin nicht übrig.

Der Arzt ließ uns Maman noch für eine Nacht, damit wir Auf Wiedersehen und Adieu sagen und ein letztes Mal mit ihr reden konnten. Er hatte gesehen, dass wir ihr noch nicht alles gesagt hatten und uns nicht einfach so trennen konnten. Also half er Papa, sie auf das Bett zu legen, und ging. Diese Nacht war die längste und traurigste Nacht meines Lebens, denn ich wusste wirklich nicht, was ich reden sollte, am wenigsten aber wollte ich Auf Wiedersehen sagen. Um Papas willen blieb ich trotzdem bei ihr, ich saß auf meinem Stuhl und sah ihm beim Reden zu und wie er sie kämmte, seinen Kopf auf ihren Bauch legte und weinte. Er machte ihr Vorwürfe, bedankte sich, entschuldigte sie und sich selbst, und das manchmal in einem einzigen Satz, weil für alles andere die Zeit nicht ausreichte. In dieser letzten Nacht legte er sein ganzes Leben in seine Worte. Er war wütend, auf sie, auf sich, er litt für uns drei, erzählte ihr, was wir alles nicht mehr tun, welche Tänze wir nicht mehr tanzen würden. Und auch wenn ich durcheinander war, begriff ich gut, was er sagte, denn ich litt wie er, nur dass ich keine Worte dafür hatte, weil sie mir im Hals stecken und meine Lippen verschlossen blieben. Bruchstücke von Erinnerungen schwirrten in mir herum und wurden von anderen überlagert, aber nie waren sie ganz. Man kann sich nicht in einer Nacht an ein ganzes Leben erinnern, das ist Mathematik, hätte Papa unter anderen Umständen gesagt. Dann brach der Tag an, kaum merklich hatte er die Nacht verdrängt. Papa schloss die Fensterläden, um sie zu verlängern und weil wir uns wohlfühlten im Dunkeln mit Maman; wir wollten diesen neuen Tag ohne sie nicht, wir konnten ihn nicht hinnehmen, also schloss er die Läden und ließ den Tag draußen warten.

Am Nachmittag kamen gut angezogene Männer in schwarzgrauen Anzügen, um Mamans Leichnam abzuholen. Papa erklärte mir, es seien Leichenträger, und es sei ihr Beruf, unglücklich und traurig auszusehen, wenn sie die Toten zu Hause abholten. Ich fand ihren Beruf zwar sonderbar, war aber trotzdem froh, meine Trauer kurz mit ihnen teilen zu können. Ein solches Unglück konnte nicht genügend geteilt werden. Dann war Maman weg, ohne großes Aufsehen hatte sie sich auf den Weg gemacht, um ihre Beisetzung an einem Ort abzuwarten, der eigens dafür vorgesehen war. Papa hatte mir erklärt, dass man Tote aus Sicherheitsgründen nicht bei sich behalten durfte, aber richtig verstanden hatte ich es nicht. Maman würde ja in diesem Zustand nicht weglaufen, und entführen würden wir sie auch nicht noch einmal. Es gab Regeln für die Lebenden und für die Toten, das war seltsam, aber so war es eben.

Um unsere Trauer mit Schuft zu teilen, bat Papa ihn, sich einen langen Sonderurlaub zu nehmen. Schuft kam morgens an, blass und mit erloschener Zigarre. Er fiel Papa in die Arme und weinte; nie hatte ich seine Schultern so beben sehen, er weinte so sehr, dass ihm der Rotz im Schnauzer festhing und seine Augen rot und röter wurden. Wir wollten unsere Trauer mit ihm teilen, aber letztlich hatte er seine eigene mitgebracht, was ganz schön viel Trauer auf einen Haufen war. Darum und um die Trauer zu ertränken, öffnete Papa eine Flasche, die so hochprozentig war, dass ich mich damit nicht einmal an die Kiefer getraut hätte, um sie zu erledigen. Papa hatte mich daran schnuppern lassen, und mir brannten davon die Haare in der Nase, trotzdem tranken die beiden den ganzen Tag lang in großen Schlucken. Ich sah ihnen zu, wie sie tranken und redeten, dann tranken und sangen. Sie erinnerten sich nur an fröhliche Dinge und lachten, und ich lachte mit ihnen, schließlich kann man nicht immer nur traurig sein. Dann war Schuft vom Stuhl gefallen wie ein Sack und Papa auch, als er ihm aufhelfen wollte, denn Schuft war ein großer, unhandlicher Sack. Sie lachten Tränen und krabbelten auf allen vieren, Papa versuchte, sich am Tisch hochzuziehen, während Schuft seine Brille suchte, die ihm von den Garnelenohren gerutscht war, wie ein Wildschwein tastete er mit seiner Nase den Boden ab. So etwas hatte ich noch nie erlebt, und als ich mich schlafen legte, dachte ich, dass Maman diese Szene sehr gemocht hätte. Als ich mich umdrehte, sah ich, ohne wirklich daran zu glauben, im Dunkeln Mamans Geist auf dem Geländer sitzen, er klatschte und lachte wie verrückt.

In der ganzen Woche vor der Beisetzung ließ Papa mich bei Schuft und kam nur nachts zu mir, um an meinem Bett zu wachen. Tagsüber schloss er sich in seinem Arbeitszimmer ein, um an einem neuen Roman zu schreiben, nachts saß er bei mir. Er schlief nicht. Er trank seine Cocktails aus der Flasche und rauchte Pfeife, um wach zu bleiben. Er wirkte weder müde noch unglücklich, eher konzentriert und fröhlich. Er pfiff und summte noch immer schief, aber wie alles, was von Herzen kommt, war es erträglich. Schuft und ich beschäftigten uns, wie wir konnten: Wir gingen am See spazieren, ließen Steine um die Wette flitschen, spielten Kleckerball, oder er erzählte lustige Geschichten von seiner Arbeit im Palais du Luxembourg, aber es war immer etwas traurig, wir waren nicht mit dem Herzen dabei. Die Spaziergänge waren zu lang, die Steine flogen zu kurz, die Mandeln und Oliven gingen immer daneben oder landeten freudlos auf Wangen und Stirn, die Geschichten waren nicht zum Lachen, höchstens zum Lächeln. Wenn Papa nachts an meinem Bett wachte, brummelte er mir Geschichten vor, an die er wohl selbst nicht glaubte. Und wenn dann morgens die Sonne aufging, saß er noch immer da auf seinem Stuhl und sah mich an, sein eigentümlicher Blick leuchtete in der Glut seiner Pfeife.

Spanische Friedhöfe sind nicht wie andere. Statt die Toten unter einem großen Stein und Tonnen von Erde zu begraben, schiebt man sie in Spanien in riesige Kommoden mit großen Schubladen. Vor den Reihen von Kommoden auf dem Dorffriedhof standen Pinien, die Schutz vor der Sommerhitze boten. Man legte die Toten in Schubladen, so war es einfacher, sie zu besuchen. Der Dorfpfarrer war gekommen, um die Zeremonie abzuhalten, er war sehr liebenswürdig und sehr elegant in seiner weißgoldenen Robe. Auf seinem Kopf wuchs nur eine einzige Haarsträhne, die legte er sich um den Schädel, um jünger zu wirken. Die Strähne war so lang, dass sie von der Mitte der Stirn bis einmal um den Kopf herum reichte, wo er sie hinter dem Ohr festklemmte. Schuft, Papa und ich sahen so eine Frisur zum ersten Mal. Die Männer in den Anzügen und mit der Berufstrauer waren auch gekommen, sie waren in einem schönen Leichenwagen vorgefahren, mit Maman hinten drin, in ihrem Sarg. Taugenichts war auch da, ich hatte ihm für die Gelegenheit ein schwarzes Spitzentuch um den Kopf gelegt, er war sehr brav dabei geblieben und hielt Hals und Schnabel nach unten gestreckt. Als sie Maman aus dem Auto holten, um sie vor dem Pfarrer und ihrer zukünftigen Schublade abzustellen, kam plötzlich Wind auf, und über unseren Köpfen tanzten die Pinienzweige und rieben aneinander. Dann begann die Zeremonie, der Pfarrer betete auf Spanisch und wir auf Französisch. Aber der Wind lupfte die Haarsträhne, sie schwirrte in alle Richtungen davon, der Pfarrer versuchte, sie einzufangen und sich hinters Ohr zu klemmen, sodass er jetzt vor allem damit beschäftigt war. Er betete, unterbrach das Gebet, um in der Luft nach der Strähne zu suchen, nahm das Gebet zerstreut wieder auf, und wieder schwirrte die Strähne davon. Seine Gebete waren abgehackt, sein Schädel dem Wind ausgesetzt, man konnte gar nichts verstehen. Papa neigte sich zu Schuft und mir und sagte, der Pfarrer habe über seine Haarantenne einen direkten Draht zu Gott, nur funktioniere die göttliche Nachrichtenübertragung nicht bei Wind. Da war es vorbei mit der Ernsthaftigkeit, Papa lächelte breit und selbstzufrieden, denn auf solche Ideen konnte nur er kommen. Schuft brach in Gelächter aus, nichts konnte ihn beruhigen, er bog sich vor Lachen und japste nach Luft. Ich ließ mich davon anstecken, es war unmöglich, diesem fröhlichen Gelächter zu widerstehen, das doch so gar nicht angebracht war bei einer Beisetzung. Anfangs sah uns der Pfarrer erstaunt an und drückte dabei eine Hand an den Kopf, um seine Teleskopantenne zu Gott neu auszurichten. Wir konnten nicht aufhören zu lachen, und wenn wir uns doch beruhigten, mussten wir uns nur ansehen, um wieder loszuprusten, also hielten wir uns die Augen zu, damit wir wieder ernst werden konnten. Der Pfarrer war erschüttert, er sah uns ganz merkwürdig an, so etwas hatte er sicher noch nie bei einer Beisetzung erlebt. Als Maman in ihr Fach geschoben wurde, spielten wir Bojangles, und das war jetzt wirklich bewegend. Denn diese Musik war wie Maman, traurig und fröhlich zugleich. Bojangles schallte über die Wälder, über den ganzen Friedhof, das Klavier tönte durch die Luft und ließ die Worte tanzen. Das Lied war lang, so lang, dass ich Zeit hatte, Mamans Geist in der Ferne im Wald tanzen und in die Hände klatschen zu sehen wie früher. Solche Menschen sterben nie ganz, dachte ich und lächelte dabei. Bevor wir gingen, stellte Papa eine Platte aus weißem Marmor auf, auf die graviert war: »Allen, die Sie gewesen sind, Liebe und Treue in Ewigkeit.« Ich hätte dem nichts hinzuzufügen gehabt, denn es war ausnahmsweise die Wahrheit.

Als ich am nächsten Morgen aufwachte, saß Papa nicht mehr auf seinem Stuhl. Im Aschenbecher verglühte noch duftend sein Tabak, im Raum hingen die Rauchschwaden von seiner Pfeife, sie lösten sich gerade auf. Auf der Terrasse traf ich Schuft, der in die Ferne schaute und endlich seine Zigarre angezündet hatte. Er erklärte, Papa sei fortgegangen, zu Maman, er sei in den Wald gegangen, kurz bevor ich aufwachte, damit ich ihn nicht sehe. Der Senator sagte mir, dass Papa nicht wiederkomme, nie mehr, aber das hatte ich schon seit dem leeren Stuhl gewusst. Ich verstand jetzt besser, weshalb er so fröhlich und konzentriert gewesen war, er hatte sich auf die lange Reise mit Maman vorbereitet, zu der er jetzt aufgebrochen war. Ich konnte es ihm nicht verübeln, dieser Wahnsinn war auch seiner, und es konnte ihn nur geben, wenn sie zu zweit waren, um ihn zu tragen. Und ich, ich würde lernen müssen, ohne sie zu leben. Ich würde die Antwort auf eine Frage finden müssen, die ich mir schon seit langem stellte: Wie brachten es die anderen Kinder fertig, ohne meine Eltern zu leben?

Papa hatte alle seine Schreibhefte auf dem Tisch liegen gelassen. Darinnen lag unser ganzes Leben, wie in einem Roman. Es war wirklich überwältigend, er hatte alles aufgeschrieben, die guten und die schlechten Zeiten, das Tanzen, die Lügen, das Lachen, die

Tränen, die Reisen, die Steuern, Schuft und Taugenichts, den preußischen Reiter, Noppe und Sven, die Entführung und die Flucht, es fehlte nichts. Er erzählte von Mamans Kleidern, ihren wilden Tänzen, ihrer Leidenschaft für Alkohol, ihren Krisen und ihrem schönen Lächeln, von ihren runden Wangen und ihren langen Wimpern an den vor Freude trunkenen Augen. Während ich las, war mir, als würde ich alles noch einmal erleben.

Ich nannte seinen Roman »Warten auf Bojangles«, weil wir immer auf ihn gewartet hatten, und schickte ihn einem Verlag. Der Verleger meinte, es sei lustig und gut geschrieben, zwar habe es weder Hand noch Fuß, aber genau darum wolle er es drucken. Verkehrt herum gelogen, richtig herum gelogen, das Buch meines Vaters eroberte die Buchhandlungen auf der ganzen Welt. Die Leute lasen Bojangles am Strand, im Bett, im Büro und in der Métro, pfeifend blätterten sie um, sie legten das Buch auf ihren Nachttisch, tanzten und lachten mit uns, logen mit mir und Papa, als wären meine Eltern noch da. Es war wirklich unglaublich, aber so ist das Leben eben, und das ist sehr gut so.

11

»Sehen Sie doch nur, Georges, die Kapelle ist voller Menschen, und alle beten für uns!«, rief sie in dem leeren Gemäuer aus.

Sie hatte ihren Schal um den Hals gebunden, sodass er wie eine Schleppe hinter ihr wehte, und sprang durch das Gotteshaus. Durch das bunte Glas der Fenster hinten im Raum fiel mystisches Licht, es waren die Strahlen der aufgehenden Sonne, in denen der Staub einen zeitlosen Walzer tanzte, ein Wirbel genau über dem Altar.

»Ich schwöre vor Gott dem Allmächtigen, dass alle Frauen, die ich bin, Sie lieben werden bis in alle Ewigkeit«, sang sie halb und hielt mein Kinn zwischen ihren Händen, um mich mit ihren seladongrünen Augen zu hypnotisieren.

»Beim Heiligen Geist, ich verspreche, alle zu lieben und zu ehren, die Sie sein werden, am Tage wie bei Nacht, Sie zu begleiten ein Leben lang und zu gehen, wohin Sie gehen«, antwortete ich und legte meine Hände auf ihre runden Wangen, auf denen sich ein hingebungsvolles Lächeln ausbreitete.

»Sie schwören bei allen Engeln, dass Sie mir folgen werden, überallhin folgen werden?«

»Ja, überallhin, wirklich überallhin!«